Andrea-Anna Cavelius/Birgit Frohn

Natürlich heilen mit
Kombucha

Mit dem asiatischen Teepilz Erkrankungen des Stoffwechsels,
der Gelenke, der Atemwege, des Herz–Kreislauf-Systems, der Nerven
und der Haut sanft behandeln

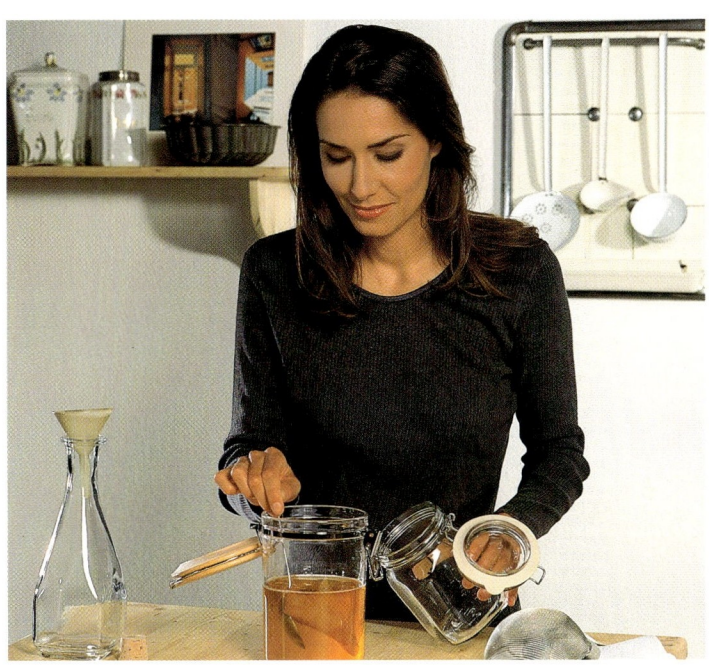

Südwest

Inhalt

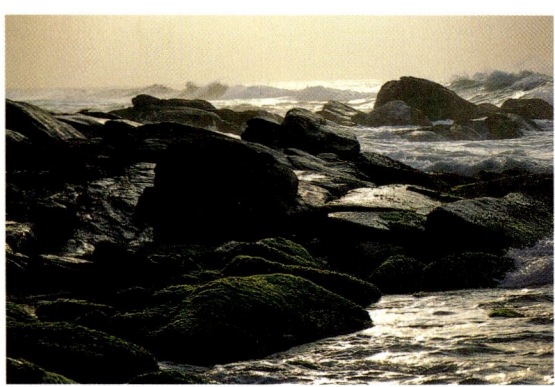

Man nimmt an, dass der Kombuchapilz aus dem Meer stammt.

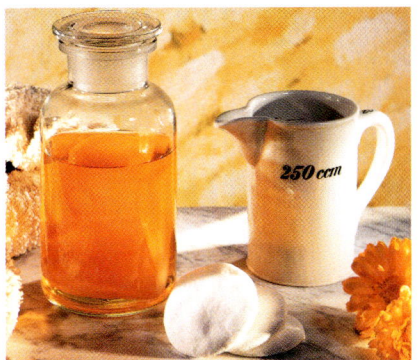

Kosmetik ohne Konservierungs-stoffe.

Grenzen und mögliche Nebenwirkungen 94

Beschwerdenkatalog 46

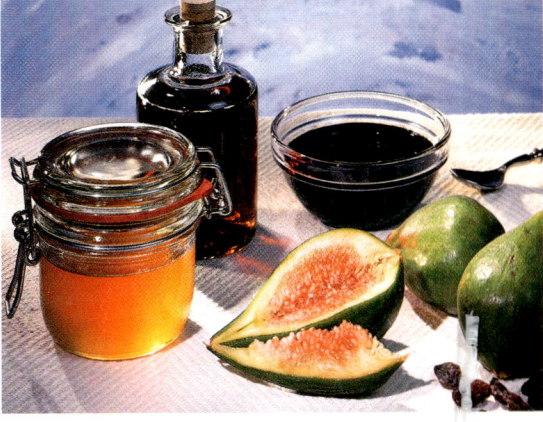

Das Immun-system mit Kombucha stärken.

Vorwort

Dass die westliche Art des Heilens ihre Mängel hat, ist heute vielen Menschen bewusst. Daher wenden sie sich den traditionellen Heilweisen zu, die sanfter therapieren und den Patienten als Ganzes aus Körper, Geist und Seele begreifen.

Gesundheit ist eine der Grundvoraussetzungen für ein unbeschwertes und langes Leben. Wenn wir gesund sind, sind wir geistig und körperlich leistungsfähig, wir fühlen uns ausgeglichen, jugendlich frisch und entspannt. Um diesen Grundzustand zu erhalten, müssen jedoch immer mehrere Faktoren zusammenspielen. Denn bei einem gesunden Menschen befindet sich nicht nur der Zustand seines Körpers, sondern auch Geist und Seele in einer Art Fließgleichgewicht. Die Gesundheit des einen bedingt also immer wieder das Wohlbefinden des anderen. Diese ganzheitliche Sicht der menschlichen Gesundheit ist nicht gerade eine neue Erkenntnis. Die traditionellen Heilmethoden aus dem asiatischen Raum sind dieser Sicht schon seit Jahrtausenden verbunden. Erst die europäische Schulmedizin entfernte sich von diesen Wurzeln und betrachtet den menschlichen Körper als etwas Isoliertes, das man wie eine Maschine mit den entsprechenden Eingriffen wieder auf Vordermann bringen könne.

Zivilisationsbedingte Erkrankungen

In unserer schnelllebigen Zeit kommt die Erhaltung des Gleichgewichts zwischen Körper und Seele oft zu kurz: Stress und eine einseitige Ernährung sind zumeist die Faktoren, bei denen man ansetzen kann, etwas in seinem Leben zu verändern.

So machen z. B. ständige Ernährungsfehler sich physisch schnell in unangenehmen Beschwerden im Magen- und Darmbereich bemerkbar, was sich nicht selten auch auf andere Organe auswirkt. Das – der Teufelskreis ist geschlossen – beeinflusst wiederum negativ die Stimmung und das Allgemeinbefinden. Diese Art der Erkrankungen nennt man gemeinhin Stoffwechselbeschwerden. Sie gehören aufgrund ihres in den letzten Jahren sprunghaft gestiegenen Auftretens zu den so genannten Zivilisationskrankheiten.

Traditionelles Hausmittel aus dem asiatischen Raum

Bei modernen naturheilorientierten Medizinern steht zur Behandlung von Stoffwechselbeschwerden seit neuestem wieder ein traditionelles Hausmittel hoch im Kurs: Kombucha, ein Getränk, das aus Tee und Zucker mit Hilfe einer ganz speziellen Flechte vergoren wird. Der Gärtrunk mit dem apfelweinartigen Geschmack gleicht aufgrund seiner besonders wirkungsvollen mikrobiologischen Zusammensetzung bei regelmäßiger Anwendung die Verdauungsvorgänge aus und fördert als Nahrungsergänzung den Stoffwechsel. Insofern ist er ein ideales Stärkungsmittel zur Vorbeugung von Stoffwechselbeschwerden. Denn erst wenn die Verdauung einwandfrei funktioniert und die Darmflora mit gesunden Darmbakterien besiedelt ist, ist man gegen die teilweise sehr schmerzhaften Krankheiten, wie etwa rheumatische Beschwerden, gewappnet.

Das Gute an Kombucha ist neben seiner kräftigenden Wirkung auf den Organismus und das allgemeine Wohlbefinden sein Geschmack. Mit seinem erfrischenden cidreartigen Aroma kann er zum Lieblingssommergetränk avancieren. Was und auf welche Weise der vielseitige Kombucha für Ihre Fitness und Ihr gutes Aussehen tun kann, erfahren Sie ab Seite 39. Seine Herstellung ist wie bei fast allen traditionellen Hausmitteln einfach und kostengünstig (siehe Seite 28f.). Bei richtiger Aufbewahrung bleibt Ihnen der Teepilz sogar ein Leben lang erhalten.

Vorbeugung mit Kombucha

Als biologisches Heilmittel unterstützt Kombucha wirkungsvoll die Therapie bei einer ganzen Reihe von häufigen Stoffwechselbeschwerden. Verwendet man bei der Teemischung für das Kombuchagetränk darüber hinaus noch bestimmte Heilkräuter, kann man die positive Wirkung des Gärtrunks bei einer Vielzahl von Alltagsbeschwerden noch verstärken (siehe Seite 24f.). Magen und Darm werden so auf sanfte Weise entschlackt, die Darmflora saniert und die Verwertung von Nahrung im Körper verbessert.

Nicht ausreichend wissenschaftlich belegt ist die Wirkung von Kombucha auf Immunschwächekrankheiten wie etwa Krebs oder AIDS. Von Fall zu Fall berichten davon betroffene Patienten, die biologisch mit Kombucha therapiert werden, von einem verbesserten Allgemeinbefinden. Dies ist auf die das Immunsystem stärkende Wirkung des Getränks zurückzuführen. Als ergänzende Behandlung, die nicht schadet aber auch nicht in jedem Fall nützt, kann Kombucha nach Absprache mit dem behandelnden Arzt empfohlen werden. Heilen kann der Teepilz nach dem bisherigen Stand der Wissenschaft diese Krankheiten jedoch leider nicht.

Der geheimnisvolle Tee

Die Wundermedizin für den Stoffwechsel

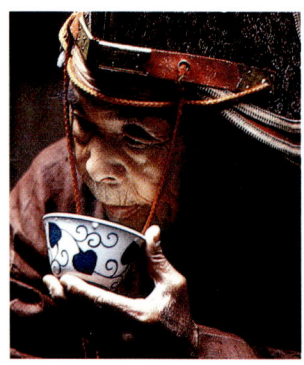

In Asien wird das sagen-umwobene Kombucha-getränk nicht nur als Heilmittel eingesetzt, sondern gilt auch als beliebtes und weit verbreitetes Nahrungsmittel.

Gebraut aus Teeblättern und Zucker und anschließend vergoren mit einem speziellen, wenig attraktiv anzusehenden, aber wirkungsvollen Pilz, so entsteht das Gärgetränk Kombucha. Die eigentliche Entstehungsgeschichte des Pilzes ist unklar und sagen- und legendenträchtig, was sicher ein wesentlicher Grund dafür ist, dass begeisterte Verbraucher das prickelnde, nach würzigem Cidre schmeckende Gärgetränk mit dem exotischen Namen schon zum Wundermittel oder gar Zaubertrank ernannten. Und damit stehen sie nicht alleine da. Seit Kombucha vom Menschen genossen wird, und das geschieht schon seit zwei Jahrtausenden, erhält er quer durch die verschiedenen Kulturkreise die erstaunlichsten und wunderbarsten Bezeichnungen. Diese betreffen entweder seine enormen Heil- und angeblichen Verjüngungskräfte oder seine sagenumwobene Herkunft.

Fitness für Magen und Darm

Der Verdauungsbereich spielt eine zentrale Rolle für unser körperliches und seelisches Wohlbefinden. Durch seine harmonisierende Wirkung auf Magen und Darm unterstützt Kombucha unser körperliches und seelisches Gleichgewicht.

Heilkräftig ist der prickelnd-erfrischende Trunk allemal. Er macht müde Zellen wieder fit und fördert durch seine ausgleichende Wirkung auf das Magen- und Darmsystem die Stoffwechselvorgänge im Körper. Diese sind es schließlich, die dafür sorgen, dass wir uns leistungsfähig und unbeschwert fühlen. Wenn sie träge ablaufen und die während der Verdauungsprozesses entstandenen Schlacken nicht mehr aus dem Körper abtransportiert werden und sich diese in bestimmten Organen oder den Blutgefäßen ablagern, dann fühlen wir uns matt, kommen nicht so recht auf die Beine und sind anfälliger für verschiedene Krankheiten. Diese Beschwerden nennt man stoffwechsel- bzw. ernährungsbedingt, denn unser Körper wird mit der Nahrung, die wir für ihn ausgesucht haben, nicht mehr fertig.

Schrittmacher für den Stoffwechsel

Kombucha kann unsere tägliche Nahrung, die das »Arbeitsmaterial« für unsere Verdauungsorgane darstellt, optimal ergänzen. Auch gelegentliche Essenssünden, die bisweilen auf den Magen schlagen, hilft das Getränk auszugleichen. Denn Kombucha ist, wie wir noch sehen werden, ein ganz besonderer Schrittmacher für den menschlichen Stoffwechsel. Eine Wundermedizin, für die er im alten China gehalten wurde, ist er jedoch sicher nicht. Zumindest bleibt er uns den wissenschaftlichen Beweis dafür schuldig. Aus diesem Grunde ist er auch nicht als Heilmittel für alle Krankheiten angezeigt, auch wenn dies gelegentlich behauptet wird, sondern nur bei solchen, die im Zuge von Stoffwechselstörungen auftreten. Und diese rühren in den meisten Fällen von einem kranken oder geschwächten Magen bzw. Darm her.

Gesundheit kommt aus dem Darm

Gerade der Darm spielt bei der Immunabwehr eine wichtige Rolle. Er versorgt den Körper mit Nahrungsstoffen und entsorgt ihn gleichzeitig von Gift- und Abfallprodukten, wie sie durch den Umbau der Nahrung entstehen und/oder von außen in den Körper hineingebracht werden. Ein Großteil des Lymphgewebes befindet sich im Verdauungstrakt. Dieses hat die lebenswichtige Funktion des Stoffaustauschs zwischen Blut und Körperzellen. Und es entwickelt und transportiert die so genannten Lymphozyten zu den Organen, wo diese eingedrungene Krankheitserreger unschädlich machen. An der Darmwand liegen außerdem knapp 80 Prozent aller Immunzellen, die im menschlichen Körper gebildet werden. Diese arbeiten zusammen mit Darmbakterien, welche hier die Nahrungsverwertung unterstützen und schwerer verdauliche Nahrungsbestandteile wie etwa Kohlenhydrate aufspalten. Auch bauen sie Gifte ab, mit denen die Leber, unser anderes wichtiges Entsorgungsorgan, überfordert ist und bilden einen Block gegen schädliche Mikroben. Eine gesunde Darmflora ist also das A und O für unser Wohlbefinden.

Gesundheit, so wusste schon der Vater aller Ärzte, der Grieche Hippokrates, kommt aus dem Darm. Umso wichtiger ist es, dass wir ihm das richtige »Arbeitsmaterial« in Form von Nahrung oder Nahrungsergänzungen anbieten und für eine gesunde Darmflora sorgen. Erst dann kann unser Stoffwechsel einwandfrei arbeiten.

Was ist Kombucha?

Streng genommen handelt es sich bei Kombucha um einen Teepilz oder genauer gesagt um eine Flechte (siehe Seite 14), die auf einer Nährlösung aus Tee und Zucker wächst. Mit der Zeit hat es sich jedoch eingebürgert, dass das prickelnde Gärgetränk, welches daraus entsteht, ebenfalls Kombucha genannt wird. Je nach der geografischen Region, in der Kombucha entstanden ist, sind der Pilz und das Getränk geringfügig anders zusammengesetzt. Auch vom Geschmack her unterscheiden sich die Teepilze, immer abhängig von ihrer Herkunft. Vergleichen kann man dieses Phänomen vielleicht mit einer Weinsorte, deren Geschmack ebenfalls je nach Anbaugebiet variiert.

Bereits der Arzt und Naturforscher des späten Mittelalters, Paracelsus von Hohenheim, verwendete eine ganze Reihe von Heilpflanzen nur in vergorenem Zustand, da sie dann ihre Heilkraft noch potenzieren.

Verjüngungsmedizin im alten China

Doch wie kam der Gärtrunk mit dem exotischen Namen zu seinem legendären Ruf? Kombucha ist hervorragend verträglich, relativ einfach mit günstigen Zutaten zu Hause herzustellen und damit ein traditionelles Volksheil- und Hausmittel. Neben seinem anregenden Effekt auf den Stoffwechsel, wirkt er vitalisierend und somit in gewissem Sinne verjüngend. Aufgrund dieser positiven Eigenschaften haftete ihm bereits

Wie Kombucha zu seinem Namen kam

Auch bei der Namensgebung des prickelnden Vitalgetränks spielt die Legendenbildung eine wichtige Rolle.

So besagt eine Geschichte, dass der Taufpate des Getränks ein koreanischer Wanderarzt namens Kombu gewesen sein soll. Dieser kurierte mit Hilfe des heilsamen Teegetränks (»cha«, jap.: Tee) um 400 n. Chr. den damaligen japanischen Kaiser Inkyo von einem schweren Magenleiden. Verständlich, dass das Prominentenheilgetränk dann nach dem erfolgreichen Arzt benannt wurde: denn übersetzt heißt Kombucha nichts anderes als »Tee des Kombu«.

vor zwei Jahrtausenden im alten China der Ruf einer wunderbaren Verjüngungsmedizin an. Kombucha sollte, regelmäßig genossen, unsterblich machen und die Lebenskräfte auf zauberhafte Weise stärken – so lautet jedenfalls die sagenhafte Überlieferung. Doch wie jeder Legende wohnt sicherlich auch dieser ein wahrer Kern inne. Verbürgt ist jedenfalls die Verwendung des gesunden Trunks während der Han-Dynastie (206 v. Chr.–220 n. Chr.) in China wie auch im gesamten ostasiatischen Raum als Volksnahrungs- und Hausmittel gegen alltägliche Beschwerden.

Russische Teekultur

Den Weg in die westliche Welt fand Kombucha über ein anderes Land, das für seine Teekultur berühmt ist. Auch im zaristischen Russland und im Baltikum war der Gärtrunk aus Tee, Zucker und Teepilz im Volk wohl bekannt. Von hier aus trat er um die Jahrhundertwende seinen Siegeszug in westeuropäische Gefilde an. Doch zurück zur Geschichte. Bereits seit Jahrhunderten sind die Russen begeisterte Teetrinker und pflegen, ähnlich wie ihre chinesischen Nachbarn, eine ganz eigene Teekultur, wie die Erfindung des landestypischen Samowars, der in jedem noch so kleinen russischen Haushalt zur Standardeinrichtung gehört, eindrucksvoll belegt.

Entstehung per Zufall?

Bei der Teezubereitung war und ist in Russland vor allem schwarzer Tee aus China sehr beliebt. Nun liegt der Schluss nahe, dass mit den Teelieferungen auch die Rezeptur zur Herstellung des Kombuchagetränks importiert wurde. Tatsächlich hat es sich aber wohl folgendermaßen verhalten: Als Ersatz für den recht teuren Schwarztee verwendete man in der russischen Bevölkerung gerne die weniger kostspielige getrocknete Kombualge. Wissenschaftler, die sich mit dem Phänomen Kombucha beschäftigen, vermuten, dass auf diesem Algentee durch Einwirkung ver-

Die Heilkunst des alten China erfasste den Menschen als Ganzheit. Mit seiner positiven Wirkung auf den gesamten Stoffwechsel und damit auf Körper und Psyche entspricht Kombucha dem Konzept dieser ganzheitlichen Medizin.

schiedener Einflüsse, wie etwa Luftzufuhr, Temperatur u. Ä. eine Art Teeschwamm oder Teepilz entstand. Dieser wurde dann zusammen mit dem Tee vergoren, und so war per Zufall ein neues Getränk geboren. Den Schwamm oder Pilz nannte man der Einfachheit halber genauso wie den Tee, auf dem er entstanden war: Conbucha bzw. Kombucha.

Kombucha ist heilend, erfrischend und wohlschmeckend zugleich – und dabei kaum alkoholhaltig.

Traditionelle Gärgetränke

Gärgetränke, wie das säuerlich schmeckende Halbbier Kwass, sind in Russland seit jeher sehr beliebt und werden – da sie in der Regel sehr reichhaltig sind – gerne als Ersatz- oder Zwischenmahlzeit genossen. Kombucha ließ sich zudem aus günstigen Grundstoffen herstellen, wirkte, wie man schnell feststellte, verdauungsanregend und konnte auch als Zwischenmahlzeit genossen werden. Seinen Namen bekam der Pilz dann auch schnell: Man kannte ihn als »japanischen« oder »mandschurischen Pilz« aufgrund seiner mutmaßlichen Herkunft aus dem Algentee oder auch ganz einfach als »Teekwass«. Schließlich sind in Kombucha ebenso wie im Kwass nur geringe Mengen Alkohol enthalten, und er schmeckt säuerlich erfrischend.

Die zahlreichen Legenden, die sich um den bis heute unentdeckten Herkunftsort des Kombuchapilzes ranken, führen immer wieder zum Meer zurück. Sowohl in Taiwan als auch in Russland finden sich Hinweise, dass Kombucha den Namen seiner Entstehung aus dem Tee der Kombualge verdankt.

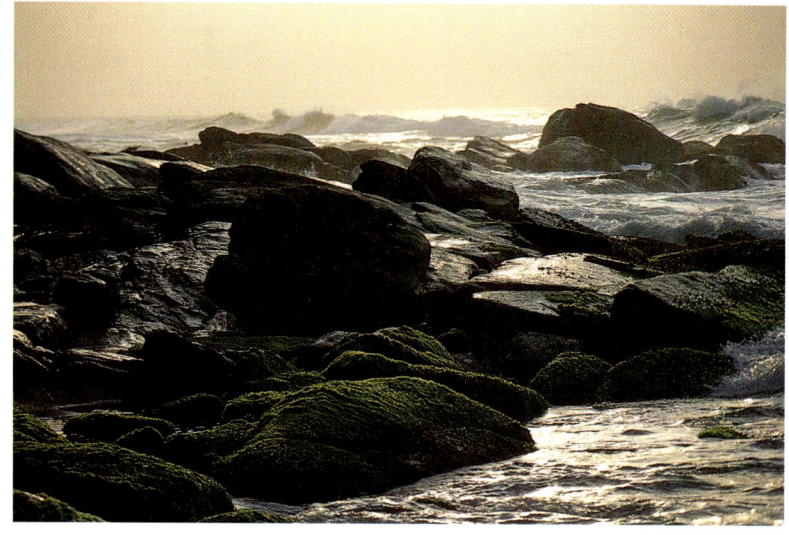

Kraft aus dem Meer

Ein weiterer Hinweis auf den Zusammenhang zwischen dem Teepilz aus Algen und dem Kombuchageträn findet sich wieder in China. So besagt eine Geschichte, dass der Kombuchatrunk in Taiwan unter dem Namen »K'un-Pu-ch'a« bekannt ist. Dies heißt nichts anderes als »Leben-das-aus-dem-Meer-stieg-Tee«, da der Teepilz mutmaßlich auf einer Nährlösung mit Algentee entstanden ist. Die Umschreibung aus dem taiwanesischen Volksmund, klingt nicht nur sehr poetisch, sondern illustriert auch die vitalisierende Wirkweise des Getränks. Schließlich ist mittlerweile wissenschaftlich erwiesen, dass bestimmte pflanzliche Meereslebewesen, wie etwa Algen, reich an gesunden und lebenswichtigen Wirkstoffen sind. Im asiatischen Raum genießt man Algen daher nicht nur getrocknet als Tee, sie kommen auch als gesunde Salate und Gemüse auf den Tisch.

Kombucha ist kein Zaubertrank, der einen ewig jung erhält. Doch bietet er bei regelmäßiger Anwendung die Chance, bis ins hohe Alter fit und vital zu bleiben.

Der berühmte Kargasokpilz

Eine weitere Episode um die verjüngende Kraft des Kombucha ist die Geschichte, die sich im russischen Kargasok abgespielt haben soll. Ende der dreißiger Jahre ist angeblich eine Durchreisende hier auf sehr viele Menschen gestoßen, die bei bester Gesundheit schon ihren hundertsten Geburtstag überschritten hatten. Sie wurde sogar Zeugin einer Heirat zwischen einem 130-jährigen Bräutigam und seiner 88-jährigen Braut, deren Haut von kaum einem Fältchen durchfurcht war. Beide seien überdies noch guter Hoffnung gewesen, gemeinsame Kinder zu bekommen. Bei der Recherche nach dem wunderbaren Verjüngungsmittel, das das Brautpaar und seine Nachbarn bei so erstaunlicher Gesundheit erhalten hatte, stieß man auf einen speziellen Pilz, der dem täglichen Tee beigegeben wurde. Von diesem genossen die Menschen in Kargasok jeden Tag laut eigener Aussage einen Drittel Liter. Und fraglos sei es dieses Gärgetränk gewesen, das die Bevölkerung dort so gesund erhalten hätte. Auch bei diesem Teegetränk handelte es sich um einen Kombucha, wenn auch um einen besonders leistungsfähigen …

Wie Venus, die Göttin der Schönheit, so entstammt auch Kombucha dem Meer. Durch seinen positiven Einfluss auf den Stoffwechsel ist er ein wirksames Schönheits- und Schlankheitsmittel.

Vom »Wunderpilz« zum Fitmacher

Heute weiß man, dass auch in der ehemaligen Tschechoslowakei schon vor der Jahrhundertwende der Wunderpilz »Olinka« in böhmischen und mährischen Klöstern gezüchtet wurde. Allerdings hielten die Mönche ihr Wissen um den Pilz lange Zeit geheim. Dennoch kam die Verbreitung des Kombucha ins Rollen. In den zwanziger Jahren dieses Jahrhunderts tauchte Kombucha weiter im Süden auf. In Jugoslawien, in Ungarn und der Bukowina hatten viele Haushalte das Getränk in der Küche stehen. In den Westen kam der Kombucha über Russland und Lettland, wo er sich zu dieser Zeit als Hausmittel gegen allerlei Krankheiten großer Beliebtheit erfreute. Auch in Polen war er bekannt. Während des Ersten Weltkrieges stellten findige Apotheker aus dem Teepilz Abführmittel und kostbaren Speiseessig her.

Erst vor wenigen Jahren haben naturheilorientierte Ärzte und Heilpraktiker den Kombucha wieder als empfehlenswerte Ernährungsergänzung und wirkungsvolles Hausmittel in ihren Behandlungskanon aufgenommen.

Der »Chinesische Pilz« kommt nach Deutschland

Von Polen ins ehemalige Königsberg ist es nur ein Sprung, und von hier aus machte das erfolgreiche Heilgetränk nach dem Krieg schnell seinen Weg nach Sachsen und Schlesien, wo er zum Volksgetränk avancierte. In den dreißiger Jahren war Kombucha unter dem Namen »Chinesischer« und merkwürdigerweise »Indischer Pilz« dann bereits in den Industriestädten des Ruhrgebiets bekannt. Auch nach Dänemark gelangten Kombuchakulturen, wo sich der Pilz als »Gichtqualle« wegen seiner guten Wirksamkeit bei dieser Stoffwechselkrankheit und als »Wolgaqualle« etablierte. Zu letzterem Namen kam der Pilz aufgrund seiner quallenähnlichen Konsistenz und der blühenden Phantasie eines dänischen Biologen. Dieser war überzeugt davon, dass die Qualle aus der Wolga stammte, aus der sie von den dort ansässigen Bauern in regelmäßigen Abständen herausgefischt wurde, um dann als Hausmittel verwendet zu werden.

In all diesen Ländern wurde Kombucha schnell zum beliebten Handelsartikel, der von findigen Geschäftsleuten begeistert vermarktet wurde. Sie waren es auch, die dem Pilz neue Phantasienamen gaben, wie das

Die Kombuchanamen in verschiedenen Kulturen

Algentee, Cembuya orientalis, Champagne of life, Champignon Japonaise, Champignon Miracle, Chinapilz, Comboucha, Combuchaschwamm, Elixir de longue vie, Fungojapon, Fungo cinese, Ganoderma japonicum, Gichtqualle, Haipao, Heldenpilz, Hongo, indischer Weinpilz, Japanpilz, Kargasokpilz, Kocha Kinoko, K'un-Pu-ch'a, Ling zhi, Magic Mushroom, Mandschurisch-japanischer Pilz, Mo-Gu, Marine alga, Medusomyces Gisevii Lindau, Olinka, russische Blume, russische Qualle, Sakwaska, Tea beer, Teekwass, Tschambucco, Tsche of Kombu, Wolgaqualle, Wolgameduse, Yaponge, Zauberpilz

japanisch angehauchte »Mo-Gu«, »Fungojapon« oder »Kombuchal«. Der Zweite Weltkrieg machte diesen florierenden Geschäften erst einmal ein Ende. Schließlich waren breite Teile der Bevölkerung gerade im ehemaligen Ostpreußen durch den Krieg heimatlos geworden, und man hatte andere, lebenswichtigere Sorgen. Auch die Zutaten für Kombucha waren teilweise nur noch auf dem Schwarzmarkt zu haben: Schwarzer Tee und Zucker waren für den Großteil der Bevölkerung zu unerschwinglichen Luxusgütern geworden.

Verjüngungselixier und Schickeriadrink

Das sollte sich dann gut zehn Jahre nach Kriegsende wieder ändern. Kombucha war allerorten zu haben. Besonders in Italien, Frankreich und Spanien machte das kaum alkoholische, erfrischende Sommergetränk Furore. Italiens Schickeria erkor den apfelweinartigen Drink während der fünfziger Jahre sogar zum Lieblingsaperitif. Intuitiv hatte die italienische Eleganz wohl erkannt, dass sich ein Abendessen mit fünf Gängen mit Kombucha nicht nur geschmacklich bereichern, sondern auch besser verdauen ließ.

In Frankreich schließlich war man so begeistert von der Wirkung des Kombucha, dass man ihm den schmeichelhaften Namen »Elixir de longue vie« – »Elixier des langen Lebens« – gab.

Nach Kriegsende neigte die deutsche Bevölkerung aufgrund der erlittenen Ernährungsmängel eher zu einer fetten, kohlenhydratreichen Ernährung. Leider ist dies ein Grund dafür, dass in dieser Generation im Alter häufig stoffwechselbedingte Krankheiten, wie beispielsweise Gicht, überhöhte Cholesterinwerte oder zu hoher Blutdruck, mit teilweise dramatischen Folgen für das Herz-Kreislauf-System auftreten.

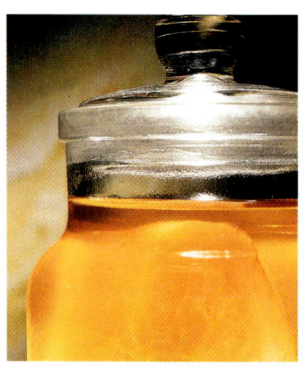

Urwüchsige Kraft aus dem Meer

Kombucha – Flechte oder Pilz?

Das quallenartige Gebilde Kombucha ist weder - wie zunächst vermutet - eine Alge noch ein Pilz, sondern eine wertvolle Symbiose aus beiden, nämlich eine Flechte.

Ob Kombucha nun zu den pflanzlichen Meereslebewesen – Algen – oder zu der Pilzfamilie gehört, ist nach wie vor unklar. In gewissem Sinne ist beides richtig. Hierzu ein kurzer Exkurs in das Gebiet der Mikrobiologie: Verschiedene Wissenschaftler, die sich vor allem in den zwanziger Jahren dieses Jahrhunderts mit der Entstehung und Wirkweise des Kombucha auseinandersetzten, kamen zunächst zu dem Schluss, dass es sich bei dem quallenartigen Gebilde um eine Art Schwamm handelt. Also wurden dem Kombuchaschwamm dieselben Heilstoffe unterstellt wie dem uns bekannten Badeschwamm (lat. Euspongia officinalis). Kombucha sollte demnach besonders jodhaltig und daher empfehlenswert bei Schilddrüsenleiden sein. Nachträglich ist dies wissenschaftlich nicht haltbar. Andere Experten hingegen sind davon überzeugt, dass Kombucha eine reine Pilzart sei. Wieder andere halten ihn für eine Flechte.

Bei der unausgewogenen Ernährung unseres »Fastfoodzeitalters« kommt es oft zu einer mangelhaften Versorgung mit lebenswichtigen Vitaminen und Mineralien. Kombucha ist an diesen Stoffen besonders reich.

Die perfekte Lebensgemeinschaft

Flechten gibt es auf der Erde bereits seit zweieinhalb Millionen Jahren. Sie entstanden aus einer einzigartigen Lebensgemeinschaft aus Meeresalgen und Pilzen. Denn die Algen benötigten, um am Lande ohne das sie nährende Wasser überleben zu können, einen passenden Lebenspartner. Der Pilz ist zu diesem Zweck ideal, denn er schützte die Alge vor dem Austrocknen und versorgte sie mit Mineralstoffen. Die Alge hingegen führt die Photosynthese von Zucker durch und ernährt so den Pilz. Die Säuren, die beide Lebewesen bilden, schließen zudem die wertvollen Mineralien auf, so dass diese verwertbar werden. Aus dieser gut funktionierenden Symbiose, so nennt man eine derartige Lebensgemeinschaft, wurde ein neues Lebewesen geboren: die Flechte. Sie genießt vor allem in der Naturheilkunde ein hohes Ansehen, denn verschiedene Vertreter ihrer Gattung, wie beispielweise Isländisch Moos, besitzen große Heilkraft bei Erkrankungen, die durch ein geschwächtes Immunsystem hervorgerufen wurden. Heute kennt man insgesamt etwa 16 000 Arten, von denen Kombucha eine ist.

Die Inhaltsstoffe des Kombucha

Der Gärtrunk Kombucha ist aufgrund seiner zahlreichen heilkräftigen Wirkstoffe ein unverzichtbares Naturheilmittel.

Streng genommen ist der Teepilz Kombucha also eine Flechte. Wir bleiben der allgemeinen Sprachregelung halber jedoch bei der gängigen Bezeichnung Teepilz. Setzt man ihn auf eine Mischung von Tee und Zucker, so vermehrt er sich und gibt eine ganze Reihe von Stoffen in die Flüssigkeit ab. Neben den wichtigsten Heilstoffen Glukuronsäure, Essigsäure, Milchsäure und den Polysacchariden handelt es sich dabei um Vitamine, Mineralstoffe, verschiedene Enzyme, Hefen und geringe Spuren von Koffein. Um die besondere Wirksamkeit der Inhaltsstoffe des Kombuchagetränks zu erklären, bedarf es jedoch noch eines Schlüssels:

Die Inhaltsstoffe im Einzelnen

- Glukuronsäure zur Entgiftung
- Essigsäure für den Stoffwechsel
- Polysaccharide für die Abwehr
- Milchsäure für eine gesunde Darmflora
- Vitamine B1, B2, B3, B6 und B12 für das Nervensystem
- Folsäure für die Körperzellen
- Vitamin C für den Immunschutz
- Vitamine D, E und K für Haut und Knochen
- Hefen für den Darm
- Eisen, Natrium, Mangan, Magnesium, Kalium, Kalzium, Kupfer, Zink
- Koffein
- Glukonsäure, Kohlensäure, Apfelsäure, Weinsäure, Zitronensäure, Oxalsäure

Erst durch den Gärprozess werden die Inhaltsstoffe des Teepilzes und des Tees potenziert und für den Körper besonders verträglich gemacht.

Der Gärprozess

Im Kombucha sind eine Reihe von Mikroorganismen enthalten: Hefen und Bakterien. Letztere wandeln den im Tee enthaltenen Zucker größtenteils in Säure um. Diesen Prozess nennt man Milchsäuregärung. Der Rest wird zu Zellulose umgebaut, was dem Pilz zu immer weiterem Wachstum verhilft. Gleichzeitig wandeln die Hefepilze, die im Kombucha enthalten sind, die Zuckerbestandteile in geringfügige Mengen Alkohol (zwischen 0,25 und 0,5 Prozent) und prickelndes Kohlendioxid um. Im nächsten Schritt oxidiert der Alkohol dann durch die Arbeit der Bakterien zu Essigsäure, Glukuronsäure und Milchsäure, welche für den säuerlichen Geschmack des Getränks verantwortlich sind.

Während der trinkbare Kombucha im Gärprozess entsteht, werden die Inhaltsstoffe des für die Nährlösung verwendeten Tees freigesetzt und in ihrer Wirkung sogar noch vervielfältigt.

Der Entgifter – Glukuronsäure

Glukuronsäure wird bei einem gesunden Menschen in ausreichendem Maße in der Leber gebildet. Hier verknüpft sich die Glukoronsäure in einer Entgiftungsreaktion mit schädlichen Stoffen, die dann über den Darm oder im Harn ausgeschieden werden. Nikotin, Alkohol, Umwelt-

Vielfältiger Kombucha

Wenn man anstelle von Schwarztee andere Teesorten verwendet, kann man ganz besondere Wirkweisen, die auf bestimmte Beschwerden zugeschnitten sind und unterschiedliche Geschmacksrichtungen des Kombucha erzielen. Beliebt und sehr gesund sind grüner oder Matetee und die Zugabe von speziellen Heilkräutern. Bei diesen sollten Sie allerdings darauf achten, dass ihr Gehalt an ätherischen Ölen nicht zu hoch ist, wie etwa bei Pfefferminze oder Kamille. In den Umschlaginnenseiten finden Sie eine Aufstellung der Heilkräuter, die zur Herstellung von Kombucha geeignet sind.

gifte, Medikamente oder Koffein, alles Fremdstoffe, die dem Körper von außen zugeführt werden, können so vom Körper abgebaut werden, ohne ihm Schaden zuzufügen. Dabei werden allerdings die Leberzellen, die während dieses Entgiftungsprozesses Höchstleistungen vollbringen, in Mitleidenschaft gezogen. Was die Leber schließlich nicht mehr bewältigen kann, lagert sie über Jahre hinaus ein. Die Folgen für die Gesundheit sind verhängnisvoll, wenn unsere natürliche Entgiftungsstation versagt. Zuerst ist meistens die Gallenblase betroffen, die von der Leber mit Gallenflüssigkeit versorgt wird, um die in der Nahrung enthaltenen Fette aufzuspalten. Führt man dem Körper durch Kombucha von außen Glukuronsäure zu, werden Abfallstoffe und Gifte, die einmal durch sie gebunden werden, nicht wieder frei. Die Leber und damit letztendlich der gesamte Organismus werden so bei der Reinigung und Regeneration hervorragend unterstützt.

Der Energielieferant – Milchsäure

Kombucha ist reich an der so genannten rechtsdrehenden L(+)-Milchsäure. Diese ist sehr wichtig für das Gehirn, das sie ebenso wie den restlichen Organismus mit Energie versorgt. »Kopfarbeiter« profitieren von diesem Kräfteschub ebenso wie gestresste Manager oder Mütter, denen es mit dieser natürlichen Nervennahrung leichter gelingt, den Überblick zu behalten.

Die L(+)-Milchsäure sorgt nicht nur dafür, dass die Verdauung angeregt und die Durchblutung gefördert, sondern auch der Stoffwechsel der Leber aktiviert wird. Die L(+)-Milchsäure ist unentbehrlich für den Energiestoffwechsel, die Gewinnung von Energie und ihre Umsetzung in die Zellen von Blut, Muskeln und Leber. Zudem verbessert die L(+)-Milchsäure die Sauerstoffatmung in den Zellen. Dies dient insgesamt einem stabilen Gesundheitszustand und insbesondere der Arbeit der Darmbakterien, die so mit Krankheitserregern und Viren besser fertig werden können. Für das Immunsystem hat die Milchsäure überdies noch jede Menge an schützendem Vitamin C parat, das besonders während Erkältungszeiten vorbeugen hilft.

Die Redensart »Ihm ist eine Laus über die Leber gelaufen« macht deutlich, wie wichtig eine gesunde Leber für unser psychisches Wohlbefinden ist.

Die rechtsdrehende L(+)-Milchsäure ist besonders wertvoll für unseren Körper. Auch Joghurt kann sie enthalten. Achten Sie beim Joghurtkauf darauf!

17

Der aktive Abwehrschutz – Polysaccharide

Dritter im Bunde der hochwirksamen Helfer im Kombucha für den Stoffwechsel sind die so genannten Vielfachzucker, Polysaccharide. Sie sind reine Energieträger und biologisch höchst aktiv. So stärken sie beispielsweise die Mastzellen im Körper. Diese gehören zu den Immunzellen und helfen als solche im weitesten Sinne dabei, der Bildung von Tumoren vorzubeugen.

Doch die Polysaccharide können noch mehr: Sie bilden die Grundsubstanz des Bindegewebes, bauen die Magenschleimhaut und den Glaskörper im Auge mit auf und sind eine der Grundbausteine des Knorpels. Neben dem hochwirksamen Abwehrschutz bietet Kombucha also gleichzeitig ein hervorragendes Schönheitsmittel bei Bindegewebsschwäche, es hilft bei Störungen im Muskelstoffwechsel, wie etwa Muskelkater, und schützt vor Knorpelkrankheiten wie Arthrose.

Psychische Belastungen wie Stress oder Kummer schwächen die körpereigene Abwehr. Deshalb sollten Sie in solchen Situationen Ihre Abwehrkräfte gezielt stärken.

So wirkt Kombucha auf den Organismus

Bei regelmäßiger Einnahme wirkt sich Kombucha positiv auf den gesamten Organismus und vor allem das körpereigene Abwehrsystem aus. Kombucha kann z. B. schnell helfen, einen gestörten Säure-Basen-Haushalt im Körper zu regulieren – dieser tritt oft in Folge von Stress und/oder einseitiger und zu saurer Ernährung auf – und bei einer bakterienbedingt gestörten Darmflora, z. B. durch eine Antibiotikabehandlung. Auch zur Vorbeugung von Leberschäden sowie bei Gicht oder einem erhöhten Cholesterinspiegel hilft Kombucha. Eine Kur mit Kombucha kann auch die Genesung nach Magen- oder Darmoperationen unterstützen.

Sogar bei Menstruationsbeschwerden, Schlafstörungen und Allergien kann Kombuch erfolgreich helfen. Kombucha hat einen direkten, schnell spürbaren Effekt auf unser allgemeines Wohlbefinden. Besonders wirksam ist der Gärtrunk also auch bei den zahlreichen alltäglichen Beschwerden, wie Kopfschmerzen und Übelkeit, die unser Körper nicht aus eigener Kraft bewältigen kann.

Kombucha aktiviert den Zellstoffwechsel

Besonders der Zellstoffwechsel, der für alle Erneuerungs- und Aufbauprozesse im Körper verantwortlich ist, wird durch Kombucha angeregt. Durch den regelmäßigen Verzehr werden neue Mitochondrien in die Körperzellen gebracht. Diese winzigen Zellbestandteile enthalten die Enzyme des Energiestoffwechsels. Dadurch können die gesunden Zellen atmen, wachsen und sich vermehren, was insofern bedeutsam ist, als sich unser Körper laufend regeneriert. Verbrauchte Zellen werden abgestoßen oder ausgeschieden, frische Zellen nachgebildet. Der Lebenskreislauf ist im Fließgleichgewicht.

Entschlackung und Entgiftung

Dies wirkt wiederum direkt auf unser Organsystem, insbesondere auf die Leber. In diesem Organ werden alle körpereigenen Gifte gebunden. Diese entstehen während des Stoffwechsels oder wurden, wie etwa das Genussgift Alkohol, direkt dem Körper zugeführt. Über Galle und Darm bzw. Nieren und Harn werden diese, im Falle eines gesunden und

In unserer »zivilisierten« Zeit wird der Körper stark mit giftigen Stoffen aus Umwelt und Nahrung belastet. Deshalb sollte die entgiftende Funktion der Leber unterstützt werden.

Kombucha ist zwar ein wirksames Mittel zur Anregung des Zellstoffwechsels und damit zur Entschlackung des Körpers, doch Kombucha allein genügt nicht. Ausreichend Bewegung ist das A und O für einen gesunden Stoffwechsel.

Selbst wenn man Kombucha nicht zum Wundermittel stilisiert, zeigt sich seine enorm breite Wirkungspalette. Er aktiviert den Stoffwechsel und stärkt vor allem das Immunsystem.

funktionierenden Stoffwechsels, dann wieder aus dem Körper heraustransportiert. Die im Kombucha enthaltene Glukuronsäure tut ihr Übriges zur entschlackenden Wirkung: Sie verbindet sich mit den Gift- und unverwertbaren Reststoffen, die durch den Stoffwechsel entstehen und befreit auf diese Weise den Körper gründlich von seinen Abbauprodukten. Denn wenn diese zu lange im Körper verweilen, kann es zu schädlichen Wirkungen für den Organismus kommen. Typische Krankheitsbilder von Stoffwechselkrankheiten, die durch einen gestörten Abbau von Schadstoffen im Körper entstehen, sind etwa Erkrankungen des rheumatischen Formenkreises wie Gicht und Arthritis. Für diese Folgekrankheiten eines gestörten Stoffwechsels ist Kombucha das ideale Therapeutikum.

Senkung von Harnsäure- und Cholesterinspiegel

Besonders positiv wirken sich die in Kombucha reichlich enthaltenen Milchsäurebakterien bei Gicht aus. Denn sie helfen dabei, den Harnsäurespiegel zu senken. Kombucha kann die schwer lösliche Harnsäure in wasserlösliche Verbindungen umwandeln, womit diese mit dem Urin ausgeschieden werden kann. Wer Gichtanfällen vorbeugen möchte oder eine medizinische Behandlung natürlich ergänzen will, ist mit dem milchsäurehaltigen Kombucha sehr gut beraten. Doch nicht nur einen erhöhten Harnsäurespiegel hilft die Milchsäure im Kombucha zu senken. Auch die Blutfettwerte, d. h. das Cholesterin, ein wesentlicher Risikofaktor für Gefäßverkalkung und Herzinfarkt, können bei einer regelmäßigen Einnahme des Gärgetränks deutlich verbessert werden. Die Folge: Kalkablagerungen in den Gefäßen werden verlangsamt oder gestoppt.

Natürliches Antibiotikum

Im Kombucha kommen wie in jeder Flechtenart so genannte Flechtensäuren in relativ hoher Konzentration vor. Bekannt ist die Usninsäure, die stark antibiotisch wirkt und damit vor Krankheitserregern schützen kann. Ein weiteres in Kombucha natürlich vorkommendes Antibiotikum ist die rechtsdrehende L(+)-Milchsäure. Sie kann die Verbreitung von Darmfäulnis verursachenden Bakterien unterdrücken oder aufhalten. Denn sie stellt das für den Darm so wichtige saure Klima wieder her oder hilft dabei, dies aufrechtzuerhalten.

Regulation der Darmflora

Da der pH-Wert von Kombucha in etwa identisch mit dem im Darm ist, kann das Getränk auf sanfte Weise die Darmflora sanieren und ein gesundes Darmmilieu herstellen. Zudem wird die Bildung der für die Gesundheit wichtigen Darmbakterien unterstützt und durch sie die natürliche Abwehr gegen schädliche Bakterien gefördert. So kann Darmproblemen, die sich oft in schwer kurierbaren oder unangenehmen Hautleiden manifestieren, z. B. Akne, Schuppenflechte oder Ekzemen, gut vorgebeugt werden. Auch die Verdauungsdrüsen werden durch Kombucha stimuliert. Das fördert zum einen die Verarbeitung der eher schwer verdaulichen Proteine, Fette und Kohlenhydrate – dies ist besonders für Menschen mit Gallenblasenbeschwerden von Bedeutung – und regt zum anderen die Verdauungstätigkeit an. Gerade bei Verstopfung ist Kombucha daher ein sehr gutes Mittel, um den Darm ohne Zuhilfenahme von aggressiven Abführmitteln auszuräumen. Positiv wirkt Kombucha auch bei Störungen des Magen- Darm-Trakts, z. B. einer angegriffenen Magenschleimhaut.

Ein gesunder Darm hat eine breite Wirkung auf das Wohlbefinden des gesamten Organismus.

Kombucha schützt das Immunsystem

Die körperliche Abwehr wird einerseits durch die gute Wirkung von Kombucha auf das Magen- und Darmsystem gestärkt. Beim Immunschutz spielen weiterhin besonders die Polysaccharide eine wichtige Rolle. Sie füttern die Immunzellen mit Energie und mobilisieren die Abwehr bei eindringenden Krankheitserregern. Eine Kombuchakur bietet sich zu Erkältungs- und Grippezeiten entweder als vorbeugende Maßnahme oder nach einer überstandenen Krankheit während der Rekonvaleszenz an. Auch bei einer Neigung zu Allergien unterstützt Kombucha wirkungsvoll die körpereigene Abwehr.

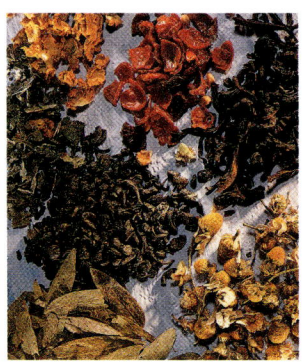

Für die Zubereitung des Kombuchatrunks bietet sich Ihnen eine reichhaltige Palette bekannter Tees zur Auswahl an. Sie können beliebig nach Geschmack oder zusätzlich gewünschter Wirkrichtung wählen.

Heil- und Stärkungsmittel

Kombucha mit schwarzem Tee

Die Wahl des Tees für einen Kombucha kann man nach dem persönlichen Gusto oder nach seiner Wirkung auf Körper und Geist bestimmen. Denn Tee ist bereits seit Jahrtausenden als natürliches Heil- und Hausmittel bekannt. So verwendete man ihn in China schon lange vor unserer Zeitrechnung als Arzneimittel, denn Tee ist aufgrund seines je nach Sorte variierenden Gerbstoffgehalts ein gebräuchliches diätetisches Heilmittel bei Magen- und Darmkatarrhen.

Der klassische Kombucha, wie er hier zu Lande bekannt ist, wird auf einer Nährlösung aus schwarzem, so genannten fermentierten Tee mit weißem Zucker angesetzt. Eingefleischte Kombuchafans schwören auf diese Mischung. Sicher ist, dass ein Kombucha mit schwarzem Tee einen extrem hohen Milchsäuregehalt aufweist. Wem es also vor allem darauf ankommt, der ist mit schwarzem Tee gut beraten.

Teesorten

Bei der Auswahl der Teesorten herrscht kein Mangel: Die Palette reicht von der kräftigen Ostfriesenmischung über aromatische ceylonesische Sorten bis hin zum eher rauchig schmeckenden russischen Tee. Wichtig ist ein geringer Gerbstoff- und Teein- bzw. Koffeingehalt. Fragen Sie darum nach besonders milden Sorten, z. B. chinesische Teesorten.

Schwarzer Tee muss, wie alle anderen Teesorten auch, immer trocken und luftdicht aufbewahrt werden. Bei der Zubereitung wird er mit siedendem Wasser aufgegossen. Je kürzer der Tee zieht, desto koffeinhaltiger und gerbsäureärmer ist das Getränk. Da das Koffein jedoch langsamer wirkt als beim Kaffee, ist der anregende Effekt von Tee wesentlich nachhaltiger.

Inhaltsstoffe von schwarzem Tee	
• Koffein (Teein)	• Gerbstoffe
• Theophyllin	• Ätherisches Öl

Auch für den Kombucha sollten Sie Ihren Tee nur etwa zwei bis drei Minuten lang ziehen lassen. Der Tee darf auf keinen Fall zu gerbstoffhaltig und damit zu stark sein, denn Kombucha verstärkt dessen Wirkung.

Kombucha mit grünem Tee

In seinen Heimatländern China, Japan, Sri Lanka und in anderen Regionen Asiens besitzt der grüne Tee einen weit höheren Stellenwert als der fermentierte Schwarztee. Er wird dort etwa so häufig konsumiert wie hier zu Lande Mineralwasser. In Japan entstand rund um den grünen Tee sogar die berühmte Teezeremonie. Seit knapp 5000 Jahren ist der grüne Tee in Asien als natürliches Gesundheits- und Schönheitsmittel wohl bekannt und ist damit eines der ältesten bis heute gebräuchlichen Hausgetränke überhaupt. Dies liegt sicher an der beeindruckenden Palette von Inhaltsstoffen und an seiner positiven Wirkung auf das Kreislauf- und Nervensystem, bei Arteriosklerose, rheumatischen Beschwerden und chronischer Leberentzündung. Außerdem wirkt er stimmungsaufhellend, entspannend, entwässernd und durchblutungsfördernd. Auch eine zellschützende Wirkung wird ihm nachgesagt, was besonders für die Krebsprophylaxe wichtig ist.

Die Zubereitung eines Kombuchagetränks mit grünem Tee ist so gesehen ein Heilmittel im Doppelpack, denn er vervielfältigt die Wirkungen auf unser Wohlbefinden um einiges. Gerade für Menschen, die beruflich oder in ihrer Familie viel leisten, ist ein Kombuchagetränk mit grünem Tee der beste Energielieferant und Schutz vor Krankheiten.

Ideal ist der grüne Tee für Menschen, die viel geistig arbeiten. Der hohe Vitamin-C-Gehalt und das in ihm enthaltene Koffein regen bei zwei bis drei Minuten Ziehzeit angenehm an und putschen nicht auf, wie etwa

Wegen des Koffeingehalts von schwarzem und grünem Tee sollten Schwangere und Stillende keinen Kombucha trinken. Bei anderen Tees bestehen keine Bedenken.

Gemeinsam mit dem Kombuchapilz kann man die gesundheitsfördernde Wirkung von grünem Tee noch steigern. Das Immunsystem wird noch besser geschützt, die Bildung krankheitserregender Bakterien im Körper wird gehemmt, der Blutfettspiegel wird positiv beeinflusst, die Herzgefäße vor Verkalkung geschützt, der Blutdruck gesenkt und die Neigung zu Thrombosenbildung herabgesetzt. Japanische Wissenschaftler stellten außerdem fest, dass grüner Tee bei regelmäßigem Genuss dem Wachstum von Krebstumoren vorbeugen kann.

Was ist grüner Tee?

Der grüne Tee stammt von denselben Pflanzen, aus denen schwarzer Tee hergestellt wird. Nur wird der grüne Tee im Gegensatz zum schwarzen Tee nicht fermentiert. Stattdessen werden die Blätter während der Verarbeitung heißem Dampf ausgesetzt und behalten so ihre grüne Farbe. Auf diese Weise bleibt beispielweise der hohe Vitamin-C-Gehalt – Teeblätter enthalten viermal so viel davon wie Zitronen – erhalten. Grüner Tee ist reich an:

- Vitamin C, Vitamin B1 Vitamin B2, Vitamin E, Rutin
- Koffein
- Ätherischen Ölen
- Gerbstoffen
- Kalium, Kalzium, Kupfer, Magnesium, Nickel, Phosphorsäure, Germanium, Tannin, Zink

Empfehlenswerte Teesorten sind Gunpowder, Chun Mee, Hyson, Kukicha und Japan Bancha Tee. Die beiden letzteren sind besonders magenfreundlich. Oolongtee ist halbfermentiert und besitzt ein besonders intensives Aroma.

Kaffee. Wer ihn jedoch länger ziehen lässt, erzielt dagegen eine sehr beruhigende Wirkung. Berücksichtigen Sie dies, wenn Sie Ihre Nährlösung für den Kombucha zubereiten.

Der Geschmack des grünen Tees ist gewöhnungsbedürftig, und der erste Teeaufguss mag auch etwas bitter schmecken. Hier ist zu empfehlen, den ersten Aufguss wegzuschütten und frisches Wasser über die Teeblätter zu geben. Auf diese Weise sind weniger Gerbstoffe im Tee enthalten. Sollten Sie es jedoch lieber stärker mögen, können Sie grünen Tee auch mit schwarzem Tee oder Heilkräutern mischen.

Kombucha mit Kräutertee

Statt schwarzen oder grünen Tee können Sie auch Kräutertees für Ihren Kombuchaansatz verwenden. So können Sie Geschmack und Wirkung verändern oder verstärken, ganz nach Ihren persönlichen Bedürfnissen. Kombucha potenziert in jedem Fall die Wirkung der Kräuter. Sie wirken als Kombuchagetränk wesentlich stärker als in ihrer Reinform.

Kombinationen mit Kräutern

Beliebt ist es, verschiedene Arten zu mischen oder grünen Tee mit Heilkräutern anzureichern. Beschränken Sie sich jedoch auf etwa drei Kräuterarten bei Ihrer Mischung, oder probieren Sie die unten aufgeführten Rezepte für Haustees mit Kombucha aus. Vermeiden Sie es im Krankheitsfall, mehrere Sorten zu mischen, denen eine ähnliche Wirkung nachgesagt wird. Verändern Sie stattdessen die Teemischung gerügfügig nach ein bis zwei Wochen, wenn die Beschwerde bereits etwas abgeklungen ist. So können Sie den Körper besser anregen, auf die jeweiligen Wirkstoffe zu reagieren, und Sie verhindern Nebenwirkungen, die auch bei natürlichen Heilmitteln auftreten können. Beachten Sie auch, dass nicht jeder Mensch gleich auf bestimmte Kräutermischungen reagiert. Sammeln Sie am besten Ihre eigenen Erfahrungen, welche Mischung in welcher Konzentration zu Ihnen passt und: Am wichtigsten ist, dass Ihnen Kombucha schmeckt. Schließlich sollen Sie sich mit dem Getränk wohl fühlen und es nicht als bittere Medizin empfinden.

Weniger geeignet zur Kombuchazubereitung sind Teesorten, deren Gehalt an ätherischen Ölen sehr hoch ist. Sie wirken bakterienabtötend bzw. -hemmend und können so den Gärprozess beeinträchtigen. Dazu gehören beispielsweise unvermischter Pfefferminz-, Kamillen-, Salbei-, Lavendel-, Liebstöckel-, Fenchel-, Rosmarin- oder Johanniskrauttee. Um Ihren gesundheitlichen Nutzen nicht zu beeinträchtigen und ein gutes Arbeiten des Teepilzes zu gewährleisten, sollten Sie diese Heilkräuter immer im Verhältnis 1:1 mit grünem Tee oder anderen Kräutertees mischen, die weniger bis keine ätherischen Öle enthalten.

Die Heilkräutertees besorgen Sie sich am besten in der Apotheke oder lassen sie in einer Kräuterhandlung mischen. Bewahren Sie sie anschließend dunkel und kühl auf. Nur frische Heilkräuter entfalten ihre Inhaltsstoffe vollständig.

Tips zur Zubereitung

- Pro Liter Tee nehmen Sie einen gehäuften Esslöffel Teeblätter.
- Verwenden Sie zum Aufgießen kein kochendes Wasser! Lassen Sie das Wasser nach dem Kochen knapp fünf Minuten abkühlen und gießen es dann über die Blätter.
- Je weniger Kalk im Teewasser, desto besser entfalten sich die Wirkstoffe der Blätter. Erkundigen Sie sich beim Wasserwerk nach dem Kalkgehalt.

Sechs Grundrezepte für die Kombuchazubereitung

Die unten aufgeführten Kräutertees sind alle hervorragende Haustees mit zum Teil hohen Anteilen an Vitamin C (Mischung B). Diese eignen sich besonders gut zur Vorbeugung während Grippe- und Erkältungszeiten und verstärken die Wirkung des Pilzes auf das Immunsystem noch. Lassen Sie die jeweiligen Tees zwischen fünf und zehn Minuten ziehen; fragen Sie dazu am besten beim Apotheker oder im Kräuterhaus, bei denen Sie die Tees beziehen können, nach.

Kräuterteesorten, die nahe am Boden geerntet werden, haben oft einen hohen Anteil an Keimen. Diese werden meistens beim Überbrühen zerstört. Trotzdem kann es beim Kombuchabrauen zur Schimmelbildung kommen.

Mischung A
Schafgarbe, Brennnessel, Vogelmiere, Löwenzahn, Waldmeister und Dost zu gleichen Teilen mischen
Mischung B
Brombeerblätter, Himbeerblätter, schwarze Johannisbeerblätter und Walderdbeerblätter zu gleichen Teilen mischen
Mischung C
Hagebutte, Brennnessel und grünen Tee zu gleichen Teilen mischen
Mischung D
Je 10 g Bärlapp, Brennnessel, 20 g Löwenzahn, 30 g Schafgarbe mischen
Mischung E
Schafgarbe, Löwenzahn, Himbeerblätter, Brennnessel und Holunderblüten zu gleichen Teilen mischen. Diese Mischung kann man auch gut mit Honig ansetzen

Johannisbeertee ist ebenso wie Matetee besonders gut geeignet als Kräuterteegrundlage für einen Kombuchaansatz.

Tips zur Zubereitung

- 3 Teelöffel Teekräuter mit gekochtem und leicht abgekühltem Wasser übergießen. Als Faustregel gilt: ca. 10 Gramm Kräutertee pro Liter Wasser
- Wenn Sie auf Teekräuter mit einem höheren Gehalt an ätherischen Ölen nicht verzichten möchten, mischen Sie diese im Verhältnis 1:1 mit grünem Tee
- 5 bis 10 Minuten oder länger ziehen lassen

Alternative zum Zucker

Für die Kombuchazubereitung ist immer Zucker erforderlich, weil sich der Pilz davon ernährt. Zum Ende des Gärprozesses ist er weitgehend umgewandelt. Es bleibt jedoch immer ein gewisses Quantum an Restzucker, was besonders für Diabetiker von Interesse ist. Da dieser Zuckergehalt variiert, sollten Zuckerkranke am besten auf den Pressextrakt aus Kombucha ausweichen. Lesen Sie dazu auch Seite 61.

Das sicherste Rezept zur Herstellung von Kombucha ist immer eine Nährlösung aus weißem Zucker mit Tee, denn so gelingt er eigentlich nahezu immer.

Honig als Zuckerersatz

Wer Probleme mit der Verwendung von weißem raffinierten Zucker hat, kann auch auf Honig ausweichen. Die Meinungen über seine Verwendbarkeit gehen bei den Experten allerdings auseinander. Problematisch ist Honig insofern, als er eine stark desinfizierende Wirkung hat und den Pilz unter Umständen sogar abtöten kann. Um dies zu vermeiden, sollte man bei der Herstellung ein besonderes Augenmerk auf die Gärtemperatur legen (keinesfalls kälter als 20 °C) und nur jeden zweiten Kombuchaansatz mit Honig durchführen.

Eine zweite Möglichkeit neben der Temperaturkontrolle ist die Verwendung von Holunderblütentee als Kräuterteegrundlage, die neben der harmonisierenden Wirkung auf den Honig auch noch die gesundheitliche Wirkung des Kombuchagetränks steigert.

Tip zur Verwendung von Honig

Als Faustregel bei der Verwendung von Honig gilt: 125 Gramm Honig auf einen Liter Tee. Der Honig sollte kaltgeschleudert und nicht über 40 °C erhitzt worden sein. Im Gegensatz zum Zucker fügen Sie den Honig jedoch erst zu, wenn der Tee auf Handwärme abgekühlt ist. Nur so bleiben die wertvollen Inhaltsstoffe des naturbelassenen Süßmittels erhalten.

Honig wird oftmals eine größere gesundheitsfördernde Wirkungen zugeschrieben als er dann tatsächlich hat. Seine desinfektiöse Wirkung hingegen ist bewiesen. Das alte Hausrezept »Heiße Milch mit Honig« hat also durchaus seine Berechtigung. Honig ist zwar aufgrund seines schnell resorbierbaren Zuckers leichter verdaulich und bekömmlicher für den Magen, dafür aber auch besonders Karies fördernd, da er länger an den Zähnen haften bleibt.

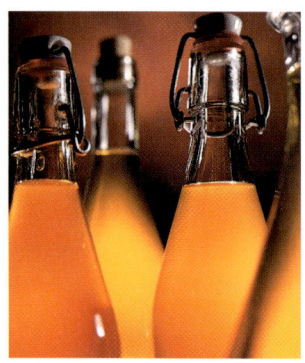

Sie erreichen eine optimale Haltbarkeit für Ihr selbst hergestelltes Kombucha-getränk, indem Sie es in luftdicht verschlossenen Flaschen kühl lagern.

Als Gärgefäße eignen sich ein Bowle- oder ein Rumtopfgefäß, ein Einweckglas mit einem Liter Fassungsvermögen oder eine Suppenterrine. Je breiter die Öffnung, desto besser kann sich der Kombuchapilz entwickeln.

So gelingt Kombucha

Die Vorbereitung

Beim Umgang mit dem Kombuchapilz ist eine gewisse Sorgfalt vonnöten. Einer der grundsätzlichsten Punkte ist, dass sämtliche Arbeitsgeräte, die mit dem Pilz in Berührung kommen, sehr gut gereinigt sind. Besonders das Gefäß, in dem der Kombucha gären soll, sollte möglichst sauber gehalten werden. Am besten, Sie überbrühen es mit kochendem Wasser oder sterilisieren es im Schnellkochtopf durch Wasserdampf. Waschen Sie sich vor der Arbeit mit dem Kombucha die Hände, und lassen Sie den Pilz nur so lang wie nötig außerhalb des Gärgefäßes. Legen Sie ihn vor seiner Verwendung in ein gut schließendes Gefäß aus Porzellan oder Glas.

Diese Gegenstände brauchen Sie

- Einen Kochtopf mit 1 bis 3 Liter Fassungsvermögen
- Ein Gärgefäß aus Porzellan, Glas oder glasierter Keramik mit 1 bis 3 Liter Fassungsvermögen und einer großer Öffnung
- Kalkarmes Wasser, eventuell aus der Flasche; nach Belieben auch Mineral- oder Heilwasser
- 100 Gramm Zucker pro Liter Wasser
- 2 Teelöffel Tee (schwarzer Tee, grüner Tee oder Heilkräutertee) pro Liter Wasser
- Einen Kombuchapilz
- Etwas Ansatzflüssigkeit (erhalten Sie zusammen mit dem Pilz)
- Ein ausgekochtes, trockenes Leinen- oder Baumwolltuch
- Einen Trichter
- Ein feines Sieb
- Ein Einweckgummi oder Bindfaden
- 1 bis 3 Literflaschen mit Korken

Die Herstellung

Ein Kombucha lässt sich, wie bereits gesagt, sehr leicht selbst herstellen. Der Teepilz ist robust und hält bei sachgemäßer Aufbewahrung unter Umständen ein Jahrzehnt lang. Wenn Sie Ihr Kombuchagetränk, nach Anleitung zubereiten, kann eigentlich gar nichts schiefgehen.

Schritt 1: Setzen Sie 2 bis 3 Liter Wasser zur Teezubereitung auf und bringen es zum Kochen.

Schritt 2: Überbrühen Sie 2 Teelöffel Tee Ihrer Wahl mit 1 Liter heißem Wasser und lassen ihn 10 Minuten lang ziehen. Bei grünem Tee beachten Sie bitte die Tips zur Zubereitung ab Seite 23.

Schritt 3: Seihen Sie die Teeblätter oder -kräuter ab.

Schritt 4: Lösen Sie 100 Gramm Zucker im Tee auf.

Schritt 5: Lassen Sie den Tee auf Handwärme abkühlen (ca. 20–25 °C)

Schritt 6: Gießen Sie die Nährlösung aus Tee und Zucker in das sorgfältig gereinigte Gärgefäß.

Schritt 7: Etwa 1 Tasse (oder jeweils 10 Prozent der gesamten Flüssigkeitsmenge) fertig vergorenes Kombuchagetränk hinzufügen.

Schritt 8: Den Pilz mit sauberen Händen aus dem Aufbewahrungsgefäß entnehmen und in die Flüssigkeit legen. Sinkt er nach unten, bildet sich an der Oberfläche ein neuer Kombucha. Schwimmt er oben, findet der Gärprozess wie beschrieben statt.

Schritt 9: Bedecken Sie das gefüllte Gärgefäß mit einem sauberen Tuch, um den Pilz gegen Essigfliegen und andere Insekten sowie vor Staub zu schützen, und befestigen Sie es mit einem Einweckgummi oder einem Bindfaden. Der Pilz braucht Luft zum Arbeiten, weshalb kein Deckel zur Gärung benötigt wird.

Schritt 10: Stellen Sie das Gefäß an einen luftigen, nicht zu hellen und warmen Platz mit etwa 23 °C. Während des Gärprozesses sollte das Behältnis nicht bewegt werden. Je kühler es ist, desto langsamer geht der Gärprozess vonstatten. Das Gefäß sollte auch nicht im Zug stehen.

Schritt 11: Nach 8 bis 10 Tagen entnehmen Sie mit sauberen Händen den Pilz und legen ihn in ein zugedecktes Aufbewahrungsgefäß.

Um den Kalkgehalt Ihres Trinkwassers zu erfahren, rufen Sie bei dem für Ihren Wohnbereich zuständigen Wasserwerk an. Hier können Sie sich auch nach der genauen Zusammensetzung des Wassers erkundigen.

Während der Zubereitung von Kombucha und in unmittelbarer Nähe des Gärgefäßes sollte nicht geraucht werden. Tabakrauch verträgt der Pilz auf keinen Fall!

In der Regel wächst die obere Schicht des Kombuchapilzes nach, während die untere nach und nach abstirbt. Entfernen Sie diese von Zeit zu Zeit, und waschen Sie die neue Flechte mit lauwarmem Wasser oder mit Kombuchaessig ab. Fassen Sie dabei nicht mit der Hand auf die obere Schicht.

Schritt 12: Füllen Sie das Gärgetränk durch ein feines Sieb oder ein Tuch mit Hilfe eines Trichters in sorgfältig gereinigte Flaschen und behalten ein Zehntel der Flüssigkeit zurück, um mit dieser später einen neuen Ansatz zu beginnen.

Schritt 13: Die Flaschen mit Korken verschließen, damit ein Platzen der Flaschen verhindert wird, und bis zum Verzehr im Kühlschrank aufbewahren (siehe auch Lagerungshinweise auf nebenstehender Seite).

Schritt 14: Waschen Sie das Gärgefäß mit kochendem Wasser, und kochen Sie auch das verwendete Tuch aus. Entfernen Sie gründlich den Bodensatz.

Schritt 15: Wenn Sie gleich im Anschluss einen neuen Ansatz herstellen wollen, legen Sie zunächst den Pilz für 10 Minuten in lauwarmes Wasser und waschen ihn anschließend ab. Vor dem erneuten Einlegen drehen Sie den Pilz um.

So züchten Sie einen Ersatzpilz

Der Kombuchapilz darf nicht mit heißem Wasser in Kontakt kommen, da er dann nicht mehr lebensfähig ist.

Sollte Ihr Kombuchapilz aus irgendeinem Grund, sei es weil er Zug bekommen hat, hellem Licht oder Zigarettenrauch ausgesetzt war, nicht mehr produzieren können, bietet sich als Vorbeugungsmaßnahme die Zucht eines Ersatzpilzes an.

In manchen Fällen, besonders im Sommer, wenn es warm ist, entsteht ein zweiter Kombuchapilz manchmal von ganz alleine. Der alte Pilz sinkt beim Ansetzen auf den Boden des Gärgefäßes und an der Oberfläche bildet sich ein neuer Pilz. Ist es jedoch draußen kälter, und Sie benötigen schnell einen Ersatzpilz für sich oder zum Verschenken, so empfiehlt sich folgende Vorgehensweise.

Schritt 1: Geben Sie das frische Kombuchagetränk zur Hälfte in ein Einweckglas und füllen es dann mit frisch zubereitetem und abgekühltem Tee auf.

Schritt 2: Schneiden Sie von Ihrem Kombuchapilz mit einer sauberen Schere ein kleines Stück von etwa 3 Zentimeter Größe ab und geben es in

das Glas. Alternativ können Sie auch die dünne Haut, die sich während des Gärprozesses eines Kombucha gebildet hat, auf die Flüssigkeit legen.
Schritt 3: Schützen Sie den Kombucha mit einem sauberen Baumwolltuch, das Sie fest über das Glas binden, vor Insekten und Staub.
Schritt 4: Lassen Sie das Zuchtglas 3 bis 4 Wochen lang stehen und bewegen Sie es in dieser Zeit nicht.
Schritt 5: Wenn die Pilzscheibe, die sich an der Oberfläche bildet, etwa 1 Zentimeter dick ist, haben Sie Ihren Ersatzpilz.

Kombucha – richtig lagern

Der in Flaschen abgefüllte Kombucha sollte im Kühlschrank oder in einer kühlen Speisekammer aufbewahrt werden, wo er lichtgeschützt ist. Denn Wärme und Lichteinstrahlung setzen den Gärprozess in Gang. Insgesamt ist das Getränk bei sachgemäßer Aufbewahrung drei bis vier Wochen haltbar. Je länger es steht, desto höher wird sein Säuregehalt, denn der Gärprozess setzt sich auch in den Flaschen weiter fort. Schließlich handelt es sich bei Kombucha um ein lebendiges Getränk. Auch fertig gekaufter Kombucha aus dem Reformhaus ist nicht mit Konservierungsstoffen oder anderen haltbarmachenden Chemikalien versetzt. Sollte der gekaufte oder selbst hergestellte Kombucha aufgrund längerer Lagerung zu sauer geworden sein, verdünnen Sie ihn vor dem Verzehr mit etwas Mineralwasser oder Apfelsaft oder verwenden ihn als Essig. Sie sollten den Kombucha auf keinen Fall zu lange aufbewahren, sondern dafür sorgen, dass die angesetzte Menge immer in etwa mit Ihrem tatsächlichen Verbrauch übereinstimmt. Denn es kann dann passieren, dass eine Kombuchaflasche, in der sich durch den Gärprozess weiter Kohlendioxid bildet, platzt.

Auch bei der Aufbewahrung Ihres Kombuchapilzes sollten Sie einige Dinge beachten, um länger Freude an ihm zu haben. Wenn Sie beispielsweise für längere Zeit verreisen oder eine Kombuchapause von einigen Wochen machen, bewahren Sie den Pilz auf jeden Fall im Kühlschrank oder im kühlen Keller auf. Denn bei Temperaturen unter 18 °C arbeitet er nicht mehr und ruht. Legen Sie ihn am besten in ein Einweckglas, das

Der Zucker in der Nährlösung ist lebenswichtig für den Pilz. Während des Gärprozesses wird er fast vollständig verarbeitet. Vorsicht: je süßer Sie den Kombucha ansetzen, desto saurer ist sein Geschmack nach der Gärung.

Alte und unproduktive Kombuchapilze können Sie problemlos auf dem Kompost oder in der grünen Tonne entsorgen.

halb mit Kombuchaflüssigkeit (etwa 200 Milliliter) gefüllt ist und decken dieses mit einem Tuch ab. So verträgt er ohne weiteres eine Lagerung von bis zu drei Monaten. Die nach der Lagerung sehr sauer gewordene Flüssigkeit gießen Sie entweder ab oder verwenden sie als Essig.

Anwendung und Dosierung

Beim Teepilz sind bislang keine schädlichen Nebenwirkungen festgestellt worden. Voraussetzung ist natürlich, dass Sie ihn nicht in zu hohen Dosen zu häufig trinken. Kombucha kann jeder zu sich nehmen: Gesunde wie Kranke, Kinder, Menschen, die viel geistig arbeiten oder große körperliche Leistungen vollbringen. Zur Vorbeugung von Beschwerden und zur Kräftigung des Immunsystems gilt lediglich, dass man Kombucha regelmäßig zu sich nimmt, so dass das Getränk seine volle Wirkung entfalten kann.

Schon die großen Ärzte des Mittelalters wussten, »erst die Dosis macht das Gift«. Sollten Sie den Kombuchatee als begleitende Maßnahme zu einer medikamentösen Therapie einsetzen, so sprechen Sie dies mit Ihrem Arzt ab.

Im Allgemeinen empfiehlt sich die folgende Dosierung:
- Etwa $1/4$ Stunde vor dem Frühstück 1 Glas Kombucha auf nüchternen Magen. Sie können Kombucha auch mit Quell- oder Mineralwasser verdünnt zu sich nehmen
- Mittags nach dem Essen 1 Glas
- Abends nach dem Essen 1 Glas

oder:
- $1/8$ Liter Kombuchagetränk täglich nach dem Mittagessen

Wenn Sie Kombucha bei gesundheitlichen Beschwerden als begleitende Behandlungsmaßnahme neben einer medikamentösen Therapie einsetzen möchten, empfiehlt sich die Rücksprache mit Ihrem Arzt. Falls er Naturheilverfahren gegenüber aufgeschlossen ist, stimmt er mit Ihnen zusammen unter Umständen ein Therapiekonzept ab, in das sich eine Kombuchakur nahtlos einfügt.

Die Mengenangaben des Kombucha pro Glas variieren in Expertenkreisen: einige behaupten 0,1 Liter pro Glas wäre die ideale Menge, andere sind davon überzeugt, dass man insgesamt einen $3/4$ Liter pro Tag zu sich nehmen sollte, um das Wirkpotenzial des gesunden Trunks voll auszu-schöpfen. Auch hier gilt: Machen Sie Ihre eigene Erfahrungen. Mehr als 1/4 Liter pro Glas sollte es jedoch nicht sein, weil Kombucha sonst leicht abführend wirken kann.

Keine Nebenwirkungen

Nebenwirkungen bei einer längeren Einnahme von Kombucha sind nicht bekannt. Kinder und Menschen, die empfindlich auf das in der Nährlö-sung von schwarzem oder grünem Tee enthaltene Koffein reagieren, soll-ten jedoch vom Genuss vor dem Schlafengehen absehen. Denn der Schlaf kann dann unter Umständen auf sich warten lassen. Dasselbe gilt für Schwangere und Stillende, wobei hier auch immer die individuelle Kons-titution berücksichtigt werden sollte. Machen Sie trotzdem ab und zu eine Kombuchapause, auch wenn er Ihnen noch so gut tut. Selbst das beste Hausmittel ist nicht für den Dauergebrauch geeignet. Denn schließlich gewöhnt sich der Körper an den ständigen Helfer und reagiert irgend-wann nicht mehr entsprechend.

Wenn Sie Ihren Kombucha trinken, so tun Sie dies bitte ganz bewusst. Denken Sie daran, wie viel heilkräftige und gesunde Stoffe Sie in diesem Moment zu sich nehmen. Denn auch Ihre positive Einstellung diesem Nährmittel gegenüber spielt eine große Rolle bei seiner Wirkung auf Ihr Wohlbefinden. Empfehlenswert für »Kombuchaeinsteiger« ist eine Trinkkur.

In den Kombuchaflaschen kann sich nach einiger Zeit eine Trübung ein-stellen. Diese wird durch die Hefen verursacht. Wem dieser dadurch geprägte Geschmack nicht behagen sollte, der kann die Hefe auch vor dem Verzehr des Getränks durch ein Tuch abseihen.

Kombuchatrinkkur

Die Kur ist besonders wirkungsvoll zur Sanierung der Darm-flora, zur Linderung von Gicht und anderen rheumatischen Beschwerden und zur Blutreinigung.

- 3 Gläser Kombucha pro Tag (Dosierung wie oben beschrieben)
- Dauer: 4 bis 6 Wochen
- 1 Monat Pause
- Wiederholung der Kur

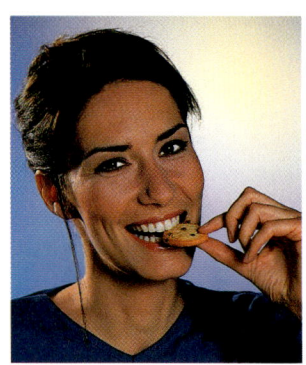

Kombucha unterstützt Sie in Ihrem Vorhaben abzunehmen. Doch ist das Wichtigste die Umstellung auf eine gesunde Ernährung. Dann muss auch nicht der Griff zum Keks gänzlich vermieden werden.

Das Achten der eigenen Bedürfnisse und Wertvorstellungen gehört zur psychischen Gesundheit. Haben Sie deshalb Mut, auch einmal gegen den Strom zu schwimmen, wenn Ihre »innere Stimme« und Ihr Wohlbefinden es fordern.

Gesund und fit mit Kombucha

Abnehmen mit Kombucha

Traumgewicht und individuelles Gewicht sind bei den meisten Menschen zwei Paar Stiefel. Bleiben Sie bei der Einschätzung Ihres Wunschgewichts realistisch, und überfordern Sie sich nicht. Machen Sie nicht den Fehler, sich an den makellosen Schönheiten zu orientieren, die von den Plakatwänden auf Sie herablächeln. Diese Frauen und Männer haben die Darstellung Ihres Körpers zum Beruf gemacht, er ist ihr Arbeitswerkzeug und sie arbeiten daran, dass kein Gramm zu viel auf ihren Rippen lastet. Wenn Sie anderen Tätigkeiten nachgehen als fotografiert zu werden oder über Laufstege zu wandeln, überlegen Sie sich erst in aller Ruhe, mit wie viel Pfunden weniger Sie wirklich auskommen möchten und mit welchem Gewicht Sie sich immer noch wohl fühlen. Denn wirklich dünn ist man nur, wenn man weitestgehend auf kulinarische Genüsse verzichtet. Wenn Sie jedoch grundsätzlich gerne essen, wird aus Ihnen nie eine professionelle magere Schönheit. Finden Sie also erst einmal Ihr tatsächliches Wohlfühlgewicht heraus.

Schritt 1: Die Ernährung umstellen

Wenn Sie sich dafür entschieden haben, kann Ihnen Kombucha helfen, ein paar Pfunde zu verlieren und dieses Gewicht dann auch zu halten. Doch zunächst sollten Sie noch ein paar wesentliche Faktoren klären. Denken Sie einmal darüber nach, warum Sie wann Lust auf bestimmte Lebensmittel wie die berühmten Dickmacher Schokolade oder Fettgebackenes haben. Haben in Ihrem Bauch umso mehr Kekse Platz, je unzufriedener und gestresster oder einsamer und ungeliebter Sie sich fühlen? Dann gehören Sie zu der Sorte Menschen, die Essen zur Kompensation einsetzen. Und das sind die meisten von uns. Der erste Schritt sollte sein, die eigenen Ernährungsgewohnheiten zu überprüfen. Wichtig ist, bevor Sie mit einer Kombuchakur beginnen, die Ernährung auf vollwertige und frische Lebensmittel umzustellen. Schließlich hat der Körper mit der Verwertung von Gemüsen und Salaten weniger Probleme als mit der Verarbeitung von tierischem Eiweiß, sprich Fisch und Fleisch. Wer seine Ernähungsweise auf pflanzliche Kost umstellt, wird mit der Zeit feststellen, dass sich seine Gewichtsprobleme von selbst erledigen. Auch Süßes ist nicht ganz gestrichen.

Schritt 2: Bewusster essen

Ein Tip hierzu: Zucker in verarbeiteter Form, also als Gebäck, Pudding oder als Dessertspeise macht zufriedener als seine Reinform. Das Gleiche gilt für Schokolade. Manchmal hilft hier auch einfach das bewusste Essen, wenn Sie der Heißhunger auf Süßes überfällt. Genießen Sie jeden Bissen, und fühlen Sie sich nicht schuldig oder schlecht dabei. Mit der Zeit werden Sie sehen, dass Sie pro Heißhungerattacke immer weniger von dem süßen Gift benötigen. Der Kombucha tut dann sein Übriges, da er ausgleichend auf das Nervensystem wirkt.

Schritt 3: Mit Kombucha unterstützen

Wenn Sie die beiden grundlegenden Dinge beherzigen, Ihre Ernährung auf mehr pflanzliche Kost umzustellen und sich nicht in Verzicht auf lieb gewordenen Gewohnheiten zu üben, kann eigentlich gar nichts mehr schief gehen. Verwenden Sie Kombucha nun ergänzend zu Ihrer sonstigen Kost.

- Setzen Sie den Kombucha nur mit schwarzem Tee an und lassen ihn 15 Tage lang gären. Dadurch wird das Getränk deutlich saurer. Trinken Sie täglich vor den Mahlzeiten ein kleines Glas ($1/8$ Liter) davon.

Kombucha unterstützt so den Verdauungsvorgang und wirkt mild abführend und entschlackend. Gleichzeitig regenerieren Sie Ihre Darmflora, den Verdauungtrakt und damit Ihren ganzen Organismus, den Sie

Eine langfristige Gewichtsreduktion ist nur durch Umstellung der Ernährungsgewohnheiten möglich. Radikalkuren führen zu Gewichtszunahme nach Ende der Kur.

ab Kurbeginn nur noch mit möglichst frischer und vollwertiger Nahrung versorgen sollten.

- Wenn Sie Ihr Wunschgewicht erreicht haben, lassen Sie Ihren Kombuchaansatz nurmehr sechs bis zehn Tage gären. Trinken Sie jetzt dreimal täglich nach den Mahlzeiten ein kleines Glas ($\frac{1}{8}$ Liter) davon.
- Eine Diät mit Kombucha kann zwischen vier bis sechs Wochen dauern.
- Pausieren Sie danach einige Zeit, und behalten Sie Ihre Ernährungsweise bei. Führen Sie diese sanfte Entschlackungskur zweimal im Jahr durch, idealerweise im Frühjahr und im Herbst. Mit dem kurmäßigen Kombuchagenuss haben Sie neben dem Verlust von überflüssigen Pfunden gleichzeitig eine solide Basis für Ihre Gesundheit aufgebaut.

Der ältere und häufigere angesetzte Kombuchapilz ist meistens stärker in der Wirkung als ein junger Pilz.

Heilfasten mit Kombucha

Fasten ist eine traditionelle Selbstbehandlungsweise aus der Volksheilkunde, die auch in großen Weltreligionen wie dem Islam oder dem Christentum verankert ist. Kombucha kann diesen Selbstreinigungsprozess, dem man sich ein- bis zweimal pro Jahr unterziehen kann, sehr wirkungs-

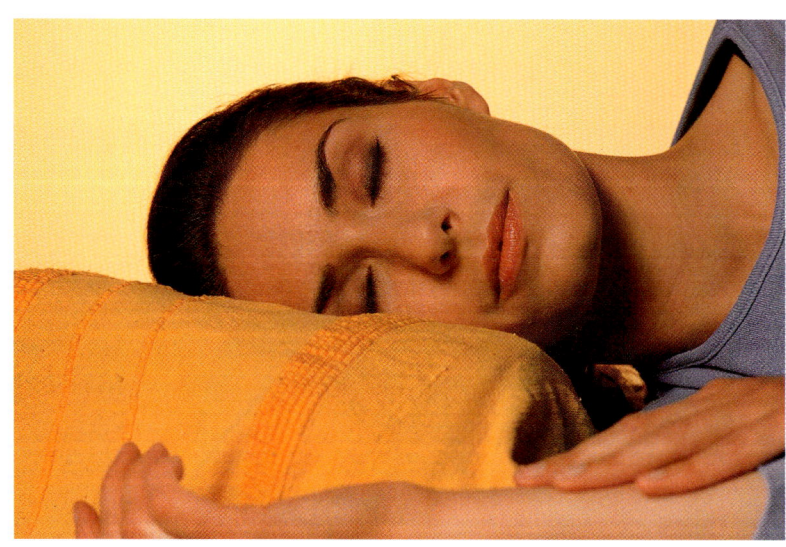

Fasten kann Sie durchaus einiger überflüssiger Pfunde entledigen, sollte aber in erster Linie dazu dienen, Körper und Seele von Lasten zu befreien. Entspannungsübungen leisten Ihnen dabei eine wertvolle Hilfe.

voll unterstützen. Durch die längere Abstinenz von Nahrung und Genuss-mitteln werden Körper und Geist von Schlacken gereinigt, die sich im Lauf der Zeit angesammelt haben. Körperlich wird dies beim Fastenden sichtbar in einer deutlich belegten Zunge, unter Umständen Pickeln und Hautunreinheiten, Mundgeruch und der vermehrten Absonderung von Schweiß. Diese Anzeichen bedeuten nichts anderes, als dass der Organis-mus vom Verdauungszyklus befreit ist und damit begonnen hat, seine Schlacken loszuwerden. Bisweilen führt Fasten auch zu Kopfschmerzen und Müdigkeit. Geben Sie Ihrem Bedürfnis nach Ruhe dann unbedingt nach. Auch der Schlaf hilft bei diesem intensiven Reinigungs- und Rege-nerationsprozess.

Die Seele entgiften

Mit den psychischen »Schlacken«, die bei vielen Menschen während des Fastens hochgeschwemmt werden und sich in Niedergeschlagenheit, schlechten Träumen oder Aggressionen ausdrücken können, sollte eben-falls sehr bewusst umgegangen werden. Überdenken Sie die Ihrer derzei-tigen Stimmung zugrunde liegende Problematik, und versuchen Sie, sie in Gesprächen, durch Schreiben und Malen, durch Yogaübungen oder Meditation aufzuarbeiten. Während der Zeit des Fastens wird auch die Nahrung einen ganz neuen Stellenwert erhalten. Sie ist nicht mehr die tägliche Selbstverständlichkeit, sondern etwas Gutes und ganz Besonde-res, dem wir unsere ganze Aufmerksamkeit widmen sollten.

Abhängigkeiten aufgeben

Fasten kann der erste Schritt sein, sich von ungeliebten Süchten zu befreien. Denn während dieser Zeit sollen weder Medikamente einge-nommen, noch soll zu Nikotin oder Alkohol gegriffen werden. Der Kör-per ist schließlich damit beschäftigt, alte Gifte loszuwerden, warum ihn dann während dieser Zeit noch mit neuen belasten? Man kann gleichzei-tig einige überflüssige Pfunde abspecken und, was wohl der wertvollste Effekt ist, man wappnet sich gegen eine Vielzahl von Krankheiten.

Klären Sie mit Ihrem Arzt ab, ob Ihre körperliche Konstitution das Heilfasten erlaubt. Wenn er nichts dagegen einzuwenden hat, führen Sie Fastenkuren ein- bis zweimal pro Jahr durch.

Gerade wenn die Kur von Kombucha begleitet wird, können überhöhte Cholesterinwerte oder zu hoher Blutdruck zum Sinken gebracht und Stoffwechselbeschwerden geheilt werden.

Bei leichten Erkrankungen empfehlen sich einige Tage Fastenzeit allemal. Viele Menschen zeigen während dieser Zeit von sich aus keine Hungergefühle. Sie reagieren damit ganz naturgemäß. Der kranke Körper holt sich die Kraft, die er zur Selbstheilung benötigt, aus den Reserven im Organismus und nicht aus frischer Nahrung. Denn er braucht in diesem Moment alle Energie zum Gesundwerden, und sollte nicht durch Stoffwechselarbeit belastet werden.

So wird's gemacht

Fasten hat nichts mit Gewichtsreduktion zu tun. Alle Religionen und Kulturen kennen das Fasten als Mittel zur körperlichen und geistigen Stärkung.

Gesunde Menschen können ohne Probleme alleine fasten. Wer Zweifel an seiner körperlichen Fitness hat, sollte seine Fastenkur mit einem Arzt, der Naturheilverfahren gegenüber aufgeschlossen ist, absprechen und sich von ihm dabei begleiten lassen. Denken Sie daran, dass Sie während der Fastenzeit keiner schweren körperlichen Arbeit nachgehen sollten. Geistige Arbeiter hingegen schätzen den Effekt des Fastens auf ihre Konzentrationsfähigkeit.

- Dauer der Kur: 7 bis 14 Tage.
- Nehmen Sie während der ganzen Zeit keine feste Nahrung zu sich.
- Gönnen Sie sich viel Ruhe und wenig Bewegung. Am besten sind Spaziergänge an der frischen Luft.
- Trinken Sie pro Tag mindestens 3 Liter Flüssigkeit in Form von Kräuter- oder Früchtetee, die die Verdauung und die Nierentätigkeit anregen, sowie naturreine Obst- und Gemüsesäfte.
- Morgens, mittags und abends trinken Sie 1 Glas Kombucha ($1/8$ Liter). So wird Ihre Darmtätigkeit angeregt, und Ihr Organismus erhält wichtige Vitamine und Mineralstoffe.
- Beenden Sie die Fastenkur frühestens nach 7, spätestens nach 14 Tagen. Beginnen Sie langsam mit Gemüsesuppen und milden Obstsorten wie etwa Äpfeln (keine Zitrusfrüchte). Erst nach etwa 3 Tagen des langsamen Gewöhnens an feste Nahrung sollten Sie wieder normal essen.

- Sie können auch 1-mal pro Woche einen Fastentag mit Kombucha einlegen. So halten Sie Ihr Gewicht, entlasten Ihren Stoffwechsel und entschlacken den Körper.

Äußerliche Anwendungen mit Kombucha

Die Anwendung von Kombucha beschränkt sich nicht nur aufs Trinken. Äußerlich eingesetzt kann man mit dem Gärgetränk eine Menge für seine natürliche Schönheit und damit für sein Wohlbefinden tun. Schließlich kann auch die Haut die Kombuchawirkstoffe problemlos aufnehmen. Auch hier entfalten sie ihre heilende wie ihre pflegende Wirkung – garantiert ohne Konservierungsstoffe!

Gesichtswasser

Verwenden Sie Kombucha morgens und abends als Gesichtswasser zur Gesichtsreinigung. Tupfen Sie Gesicht, Hals und Dekolletee großzügig mit in Kombucha getränkten Wattepads ab. So wird Ihr Säureschutzmantel stabilisiert und Ihre Haut angenehm erfrischt.

Schon unsere Großmütter kannten die pflegende Wirkung von Obstessig für Haut und Haare. Kombucha kann ebenfalls für diese Zwecke angewandt werden. Sein Säuregehalt stabilisiert nicht nur den pH-Wert, sondern erfrischt auch die Haut.

Kombucha für Sportler

Das Kombuchagärgetränk wirkt auf jeden, der es regelmäßig zu sich nimmt, stärkend. Besonders bewährt hat es sich als Fitnessdrink für Leistungssportler. Wissenschaftliche Tests bei Olympiatrainings haben gezeigt, dass selbst nach harten Trainingseinheiten bei den Sportlern nach Kombuchagenuss kaum noch Muskelkater auftritt. Zusätzlich steigerten die Testpersonen, die dreimal täglich 0,2 Liter Kombucha zu sich nahmen, ihre Leistungen um einiges. Dies liegt daran, dass sich der Energiestoffwechsel in den Körperzellen verbessert und Kombucha einer Übersäuerung des Organismus, die bei hoher körperlicher Anstrengung eintritt, entgegenwirkt.

Kosmetika ohne Konservierungsstoffe sollten sofort verbraucht werden. Stellen Sie sie deshalb nur in geringen Mengen her.

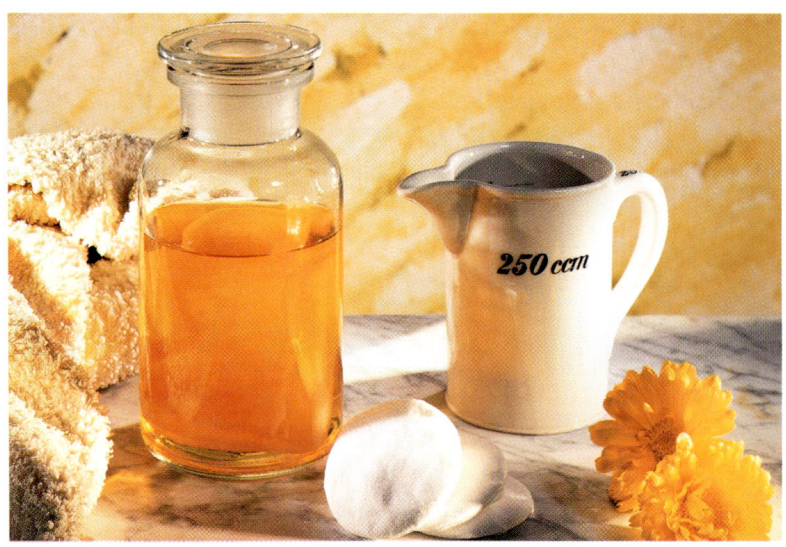

Crememaske für normale und trockene Haut

Mixen Sie Kombucha mit einem elektrischen Rührgerät im Verhältnis eins zu eins mit Sahne, bis die Mischung cremig ist. Anschließend tragen Sie diese großflächig auf Gesicht, Hals und Dekolletee auf. Lassen Sie die Mischung fünf bis zehn Minuten einwirken, und nehmen Sie sie danach mit Wattepads wieder ab.

Um Faltenbildung zu vermeiden, sollten Cremes und Masken nur mit den Fingerspitzen und ohne Druck aufgetragen werden.

Pflegende Creme

Eine sehr reichhaltige Feuchtigkeitscreme erhalten Sie, wenn Sie einen Kombuchapilz pürieren. Tragen Sie die Masse großzügig über Gesicht, Hals und Dekolletee auf, und lassen Sie sie, während Sie sich ausruhen, etwa 20 Minuten lang einwirken. Danach waschen Sie die Creme mit lauwarmem Wasser ab. Die Haut muss nicht weiter nachbehandelt werden. Ideal ist diese Creme zur Pflege vor dem Zubettgehen.

Haarspülung

Auch bei der Haarpflege leistet Kombucha gute Dienste. Geben Sie nach der Haarwäsche Kombucha auf Kopfhaut und Haar.

Massieren Sie ihn sanft ein und spülen ihn nicht wieder aus. Lassen Sie Ihr Haar an der Luft trocknen. Kombucha macht es glänzend und fülliger. Regelmäßige Kombuchaspülungen sind auch wirksam bei Neigung zu Haarausfall.

Bad

Wenn Sie sich gestresst und müde fühlen, sollten Sie einmal ein warmes Bad mit Kombuchazusatz ausprobieren. Es aktiviert auf angenehmste Weise die Körperfunktionen und pflegt gleichzeitig die Haut. Außerdem ist ein warmes Bad immer auch eine Streicheleinheit für die Seele.

Geben Sie auf ein Vollbad (maximal 36 °C) etwa einen halben Liter Kombucha. Baden Sie nicht länger als eine Viertelstunde, um Ihren Kreislauf nicht überzustrapazieren, und ruhen Sie sich nach dem Abtrocknen kurz aus (am besten im vorgewärmten Bett). Ein Kombuchabad tut übrigens auch sehr gut, wenn Ihre Haut müde ist oder Sie unter leichtem (nervösen) Ausschlag leiden sollten.

Massage

Nicht wissenschaftlich verbürgt, aber sicherlich einen Versuch wert ist eine regelmäßige morgendliche Zupfmassage mit Kombucha, die Problempölsterchen und sogar Zellulite schwinden lassen soll. Massage und Kombucha wirken so im Doppelpack als Kurbel für den Stoffwechsel, so dass der Abtransport der Schlacken aus dem Bindegewebe, die verantwortlich für Dellen in der Haut sind, angeregt wird.

Umschläge

In Kombucha getränkte saubere Lein- oder Baumwolltücher empfehlen sich besonders bei Pilzbefall der Haut und Ekzemen.

Lassen Sie den Umschlag auf der betroffenen Hautpartie zehn bis zwanzig Minuten einwirken, und waschen Sie die Stelle anschließend nicht ab.

Pro Tag zwei- bis dreimal wiederholen. Ist die Hautbeschwerde binnen einer Woche nicht abgeklungen, suchen Sie bitte einen Arzt zur Weiterbehandlung auf.

Seit Jahrtausenden gilt ein Bad nicht nur der Sauberkeit, sondern vor allem auch dem körperlichen und seelischen Wohlbefinden.

41

Kompressen

Rheumatische Erkrankungen sind in Europa so weit verbreitet, dass die medizinische Versorgung der Rheumatiker kostspieliger ist, als die der Patienten jeder anderen Krankheit. Der modernen Medizin zum Trotz bewähren sich vor allem traditionelle Heilverfahren wie z. B. Massagen und Packungen. Rheumatische Schmerzen und auch Geschwulste kann man zum Abklingen bringen oder lindern, indem man den Kombuchapilz selbst als Kompresse verwendet. Befestigen Sie über dem Pilz eine Mullbinde und fixieren diese mit einem Pflaster, oder halten Sie den betroffenen Körperteil solange wie die Kompresse einwirkt ruhig.

Die Einwirkdauer ist individuell verschieden, sollte jedoch nicht länger als zwanzig Minuten betragen.

Pro Tag zwei- bis dreimal wiederholen und anschließend Luft an die Körperstelle kommen lassen. Stellt sich nach kurzer Zeit keine Besserung ein, suchen Sie bitte einen Arzt zur Weiterbehandlung auf. Nicht jeder Patient spricht auf die Wirkstoffe gleichermaßen an.

Erfrischende Mixgetränke mit Kombucha

Über dem erfrischenden Geschmack von Mixgetränken mit Kombucha sollten Sie nicht vergessen, dass Sie auch Alkohol trinken.

Auch Kombuchafertiggetränke werden im Handel angeboten. Wer sich nicht selbst die Mühe machen möchte, sein Kombuchagetränk herzustellen, sollte beim Kauf allerdings Folgendes in Betracht ziehen: Auch ein Kombuchafertiggetränk ist ein aktives Lebensmittel.

Schließlich gärt das Getränk in der Flasche immer weiter. Zudem beeinflussen die Lagerungsdauer und die Temperatur, der das Getränk ausgesetzt ist, den Geschmack des Kombuchas, der normalerweise sehr angenehm ist.

Unter Umständen kann ein fertig gekaufter Kombucha eher säuerlich schmecken und schreckt so manchen probierfreudigen Kunden langfristig ab. Wir empfehlen daher, wie bei anderen Hausmitteln auch, die Selbstherstellung. So ist das köstliche Grundaroma des Teegetränks garantiert.

Das etwas andere Partygetränk

Manche erinnert das prickelnde Kombuchagetränk an einen leicht moussierenden Wein oder süßen Most. Gekühlt kann man es daher als köstlichen Aperitif servieren oder auf einer Party als das etwas andere Mixgetränk. Selbstverständlich ist Kombucha auch eine empfehlenswerte Alternative für Autofahrer und Gäste, die weitestgehend auf Alkohol verzichten möchten. Schließlich beträgt der Alkoholanteil des vergorenen Tees unter einem Prozent, weshalb auch ein lästiger Kater am Morgen danach ausbleibt. Kombucha kann pur auf Eis serviert werden oder als Cocktailvariante. Auch Kinder mögen Kombucha in der Regel sehr gerne, vor allem wenn er mit Saft gemischt wird. Hierzu einige Rezepte:

Sekt-Kombucha-Drink
Zutaten

²/₃ Kombucha • ¹/₃ trockener Sekt • Limettenscheibe

Die Mischung aus den vorher kalt gestellten Getränken in einem Bowlegefäß verrühren und nochmals kühlen. Mit einer Limettenscheibe verziert servieren.

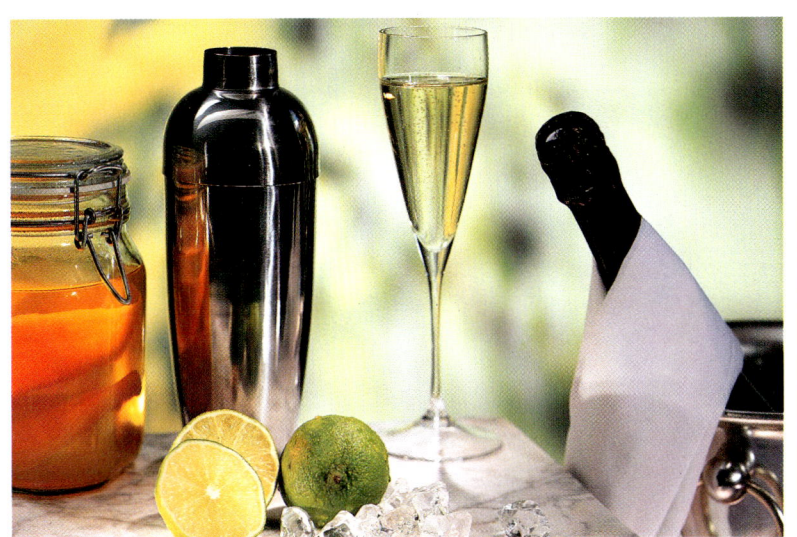

Beim Herstellen von Kombuchadrinks können Sie durchaus selbst experimentieren und Ihrer Kreativität freien Lauf lassen.

Kombucha ist nicht nur ein wirksames Heilmittel und ein gesunder Fitmacher, sondern kann als prickelnder Drink auch Schwung in Ihre Party bringen.

Limonen-Kombucha-Cocktail

Zutaten pro Getränk

Saft von 1 Limone • ¹/₂ Glas Kombucha • ¹/₂ Glas Mineralwasser mit oder ohne Kohlensäure • Minze

Vermischen Sie die Zutaten gut miteinander. Füllen Sie das Getränk in Longdrinkgläser, wer möchte auf einige Eiswürfel. Mit einer Limonenscheibe und etwas Minze garnieren und kalt servieren. Statt Limonen können auch Zitronen verwendet werden.

Whisky-Kombucha-Drink

Zutaten pro Getränk

5 cl Bourbon auf 1 Glas Kombucha

Den Kombucha mit dem Whisky verrühren und in einem Longdrinkglas servieren. Nach Belieben mit einer Apfelschale garnieren und Eiswürfel hinzufügen.

Kombuchaessig ist sehr gut verträglich. Er wird im Körper schnell abgebaut, und seine Säure geht nicht in den Urin über.

Einmachen mit Kombuchaessig

Mit Kombuchaessig eingelegtes Gemüse ist eine köstliche Beilage zu Grill- und Pfannengerichten.
Und sehr gesund ist es auch: Neben seinen Vitaminen, Mineralien und Ballaststoffen wird es auch noch mit Milchsäure angereichert.

● Schneiden Sie frische Gemüse wie Gurken, Paprika, Rote Beeten, Tomaten oder Zwiebeln in Streifen, Ringe oder Scheiben und legen diese gemischt oder nach Sorten getrennt in ein Einmachglas.
● Übergießen Sie die Gemüse mit frisch vergorenem Kombuchaessig.
● Die Gläser luftdicht verschließen, und den Inhalt einige Tage an einem dunklen und kühlen Ort ziehen lassen.
● Bald servieren, da der Kombucha weiter biologisch aktiv ist und seinen Geschmack weiter zum Säuerlichen hin verändert.

Kindercocktail I
Zutaten pro Getränk
1/2 Glas Apfelsaft • 1/2 Glas Kombucha • eventuell 1 TL Zitronensaft
Vermischen Sie die Zutaten in einem Glas, und fügen Sie auf Wunsch etwas Zitrone hinzu. Dieses typische Sommergetränk löscht auf gesunde Art den Durst.

Kindercocktail II
Zutaten pro Getränk
2 EL Himbeersirup oder schwarzer Johannisbeersirup • 1 Glas Kombucha
Die Zutaten in einem Glas verrühren und mit einer Cocktailkirsche garniert servieren.

Tip: Wenn Sie den Kombucha zusammen mit einer Hand voll getrockneter Himbeerblätter vergären, schmeckt er nach drei bis vier Tagen nach Apfelsaft und kann pur als schmackhafte Kombuchavariante serviert werden.

Kinder sollten wegen des Koffeingehalts nicht zu viel Kombucha trinken, der auf schwarzem oder grünem Tee angesetzt wurde.

Kombucha in der Küche

Kombucha, den Sie knapp zwei Wochen weitergären lassen, verändert seine Konsistenz und wird zu einer essigähnlichen Substanz. Diese hat ein sehr feines Aroma, das entfernt an Apfelessig erinnert, und bereichert Ihre Küche als wohlschmeckende Zutat zu Salaten oder als Speisewürze. Besonders wertvoll ist übrigens Kräuteressig auf Kombuchabasis. Lassen Sie dazu einfach einen Kombucha, den Sie auf einer Nährlösung aus Kräutertee angesetzt haben, vergären.

Ansonsten können Sie ihn auch wie ganz normalen Essig mit seinen vielfältigen Einsatzmöglichkeiten verwenden. Er ist beispielsweise ein bewährtes Hausmittel gegen Insektenstiche, wenn Sie ihn Waschungen und Wickeln beisetzen. Nehmen Sie dazu einen Teil Essig auf zwei bis drei Teile Wasser. Ideal ist der Kombuchaessig übrigens zur gelegentlichen Reinigung des Pilzes. Legen Sie den Pilz dazu in ein Gefäß mit Essig, und schwenken Sie ihn einige Male gut durch.

Beschwerdenkatalog

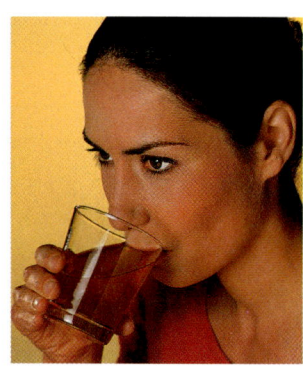

Da Kombucha nicht nur gegen zahlreiche Beschwerden wirkt, sondern ganz allgemein das Wohlbefinden steigert, sollte er auf dem täglichen Speiseplan nicht fehlen.

Kombucha unterstützt auf natürliche Weise die Selbstheilungskräfte des Körpers. Er ist deshalb eines der bevorzugten Heilmittel.

Die vielfältigen positiven Effekte des Kombucha auf unseren Körper, mit denen er die unterschiedlichsten Funktionen des Organismus nachweisbar unterstützt und aufrechterhalten hilft, sind schon ausführlich erläutert worden. Sie sollen Ihnen jedoch noch einmal, gewissermaßen im »Telegrammstil« ins Gedächtnis gerufen werden, damit Sie ein Gespür dafür entwickeln und besser nachvollziehen können, weshalb Kombucha so gute Heilwirkung entfaltet.

Kombucha auf dem Prüfstand

Denn zweifellos ist Kombucha ein umfassendes, natürliches und einfach anzuwendendes Heilmittel, dass zur Behandlung vieler gesundheitlicher Störungen eingesetzt werden kann. Dies belegen auch die zahlreichen wissenschaftlichen Studien, in denen der Gärtrunk seine Fähigkeiten vor strengen Augen unter Beweis stellen musste. Ob Kombucha sich bei Asthma wirksamer zeigte als das üblicherweise verabreichte Interferon, Blasensteine durch die in Kombucha enthaltene Glukuronsäure aufgelöst werden konnten, Bluthochdruck und Arteriosklerose sich nach dreiwöchiger Kombuchakur signifikant gebessert haben – der Kombucha hat auf so manchem Prüfstand hervorragend abgeschnitten und damit das Vertrauen seitens der Wissenschaft in seine heilkräftige Potenz gestärkt.

Verstärkung durch Heilpflanzen

Im Verbund mit dem einen oder anderen Kraut aus dem Heilgarten der Natur (siehe Seite 24f.), zielgerichtet nach den individuellen Bedürfnissen ausgewählt, erfahren die einzelnen Heilwirkungen des Kombucha noch eine Verstärkung – ganz ähnlich den faszinierenden Symbiosen, die wir aus dem Tier- und Pflanzenreich kennen und aus denen ja auch Kombucha hervorgegangen ist.

Zur Selbstbehandlung mit Kombucha

Im Anschluss an die folgenden Behandlungsempfehlungen wird auf die möglichen Nebenwirkungen und vor allem auf die Grenzen der Behandlung mit dem »Chinesischen Pilz« eingegangen. Denn wie schon mehrfach erwähnt, kann und will Kombucha nicht für sich in Anspruch nehmen, ein Allheilmittel zu sein; obwohl die überwältigend guten Heilerfolge vielerorts dazu geführt haben, dass dieser Trunk mit Namen getauft wurde, die »Zauberei« und heilsame »Wunder« implizieren und auch einige Bücher unter Titeln wie »Wunderpilz« firmieren.

Bei dem Gebrauch von Kombucha für Heilzwecke geht es vielmehr darum, die Wirkungen, die dieses Getränk in unserem Körper entfaltet, gezielt für bestimmte gesundheitliche Störungen einzusetzen: Zum einen, indem man damit eine Therapie erfolgreich unterstützt, zum anderen, indem Kombucha die Selbstheilungskräfte unseres Körpers nachhaltig mobilisiert.

Vor den einzelnen Behandlungsempfehlungen finden Sie bei jeder genannten Beschwerde jeweils eine ausführliche Beschreibung des Krankheitsbildes sowie der Ursachen, die zur Entstehung der jeweiligen Gesundheitsstörung führen können. Außerdem wird erläutert, wie Kombucha jeweils wirkt und welche Maßnahmen Sie zusätzlich ergreifen können, um neben der Therapie mit Kombucha zur Wiederherstellung Ihrer

Damit Sie Ihre individuelle Behandlung finden, ohne erst lange blättern zu müssen, sind die Beschwerden auf den folgenden Seiten in alphabetischer Reihenfolge aufgeführt. Sie sind zudem ausführlich beschrieben.

In den vorangegangenen Kapiteln war bereits an vielen Stellen von den zahllosen heilkräftigen Wirkungen des Kombucha die Rede. Nun geht es darum, auf welche Weise Sie Kombucha im akuten Beschwerdenfall für sich nutzen können.

Die Wirkungen des Kombucha – eine bunte Palette

- Saniert eine gestörte Bakterienflora im Darm
- Regt die Darmtätigkeit an
- Aktiviert den Zellstoffwechsel und fördert die Zellatmung
- Reguliert den Säure-Basen-Haushalt
- Aktiviert die Abwehrkräfte
- Trägt zur Entschlackung und Entgiftung des Körpers bei
- Senkt den Harnsäure- und Cholesterinspiegel
- Wirkt antibakteriell und antiviral
- Fördert die Durchblutung im gesamten Organismus
- Löst Harnsäureablagerungen

Gesundheit beizutragen. Bei einigen Beschwerden ist auch aufgeführt, bei welchen Symptomen, die im Verlauf der Erkrankung auftreten können, Sie einen Arzt hinzuziehen müssen. Weiterhin wird darauf hingewiesen, ob Sie die Selbstbehandlung mit Kombucha nur begleitend zu einer ärztlichen Therapie durchführen dürfen.

Scheuen Sie sich übrigens nicht, Ihren Arzt über Ihre Absicht zu informieren, zur Erhaltung und Wiederherstellung Ihrer Gesundheit Kombucha einzusetzen. Denn immer mehr Ärzte, auch die schulmedizinisch ausgerichteten, öffnen sich alternativen und natürlichen Heilmethoden.

Zahlreiche Ärzte zeigen sich heute Kombucha gegenüber aufgeschlossen; nicht zuletzt gestützt durch die öffentliche Bekanntmachung von Dr. Veronika Carstens, der Gattin des ehemaligen Bundespräsidenten, in der sie die Absicht äußerte, bei ihren an bösartigen Tumoren erkrankten Patienten Kombucha anzuwenden.

Allergien

Allergien haben in den letzten Jahren deutlich zugenommen: Einerlei ob Heuschnupfen, allergisches Bronchialasthma, Nahrungsmittelunverträglichkeit, Kontaktekzem oder Neurodermitis, immer mehr Menschen reagieren übersensibel auf bestimmte Substanzen. Beim Allergiker lösen Nahrungsmittel, Medikamente, Blütenpollen oder Umweltgifte – um nur einige der Stoffe zu nennen, die für Gesunde in normalen Konzentrationen unschädlich sind – eine krankhafte Überempfindlichkeitsreaktion des Immunsystems aus. Es gibt viele unterschiedliche Formen von Allergien; je nach Ausprägung und Symptomen unterscheidet man heute sechs verschiedene Typen. Eine besondere, häufig auftretende Form von Allergien sind Kontaktallergien. Dabei löst der Hautkontakt mit bestimmten Stoffen eine allergische Reaktion aus. Diese allergenen Substanzen, häufig Nickel, Kobalt (in Modeschmuck, Gürtelschnallen oder Reißverschlüssen), Duftstoffe oder bestimmte kosmetische Grundstoffe, schädigen die Haut und führen zu einer Hautentzündung. Dabei sind alle Hautstellen, die in Kontakt mit dem auslösenden Stoff getreten sind, gerötet und angeschwollen. Nach einigen Tagen bilden sich dann nässende und juckende Quaddeln, die oftmals in »Schüben« auftreten und dann wieder verschwinden. Bei hoher Sensibilität gegen den allergenen Stoff kann sich die Allergie auch an Stellen zeigen, die nicht direkt mit der auslösenden Substanz in Kontakt gekommen sind. Die Ursachen von

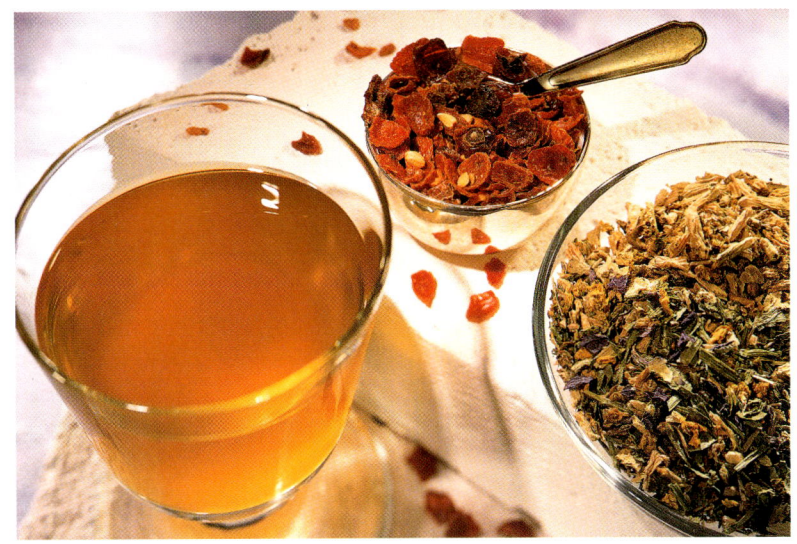

Kombucha kann die ärztlichen Bemühungen zur Bekämpfung einer Allergie wirkunksvoll unterstützen, indem er die Abwehr harmonisiert, den Körper reinigt und allergische Reaktionen dadurch lindert.

Allergien sind zunächst sicherlich in der wachsenden Umweltverschmutzung und in der zunehmenden Industrialisierung zu suchen. Dadurch kommen wir mit immer neuen, künstlich hergestellten Substanzen in Kontakt, die unser Immunsystem nicht kennt und auf die es sich erst einstellen muss. Das Abwehrsystem eines Allergikers kann nicht mehr angemessen reagieren. Besonders Kinder sind hier betroffen, die zunehmend anfälliger auf schädigende Umweltsubstanzen reagieren.

Allergien können jedoch auch erblich oder psychisch bedingt sein. Denn dauerhafter Stress, seelische Anspannung, geistige Überforderung und labile Privatsituationen schwächen das Immunsystem zusätzlich.

Kombucha bei Allergien

Basierend auf der Tatsache, dass bei Allergikern das Immunsystem überempfindlich und nicht mehr angemessen auf bestimmte Stoffe reagiert, wird schnell deutlich, worauf die Behandlung von Allergien zuallererst abzielen muss: auf die nachhaltige Harmonisierung und den Schutz der körpereigenen Abwehr. Genau hier greift die Behandlung mit

Bei Allergien ist eine individuelle Behandlung, die auf die Art und Ausprägung der Unverträglichkeit ausgerichtet ist, besonders wichtig und sollte in jedem Fall einem erfahrenen Arzt anvertraut werden.

Kombucha, denn vor allem sein hoher Gehalt an Polysacchariden macht ihn zu einem potenten Immunregulans (siehe Seite 18). Kurmäßig über einen längeren Zeitraum getrunken, schützt und balanciert er das Abwehrsystem und vermag auf diese Weise die übermäßige Empfindlichkeit des Organismus bestimmten Substanzen gegenüber spürbar zu vermindern. Mit dem Ergebnis, dass die allergischen Reaktionen gelindert werden und oftmals völlig ausbleiben. Darüber hinaus hilft das regelmäßige Trinken von Kombucha dem Körper, sich von dem gesamten »Umweltmüll«, der sich in seinen Zellen und Geweben angesammelt hat und denen er jeden Tag aufs Neue ausgesetzt ist, zu befreien, indem er seine Fähigkeit, schädliche Schlacken und Giftstoffe auszuscheiden, fördert.

Den wirksamsten Allergieschutz bekommt ein Mensch, wenn er als Säugling lange gestillt wird. Dennoch – auch bei Kindern, denen dies zuteil wird – sind vermehrt Allergien zu beobachten.

Zusätzliche Maßnahmen

Zur Harmonisierung der Abwehrkräfte bei Allergien sollten Sie:
● Grundsätzlich auf eine vollwertige Ernährung mit naturbelassenen Nahrungsmitteln und ausreichend Vitaminen und Mineralstoffen achten
● Zucker und Zuckerhaltiges aus Ihrem Speiseplan streichen und durch natürliche Süßmittel wie Honig, Melasse, Ahornsirup, Rosinen und Feigen ersetzen; auch Weißmehlprodukte sowie Konserven sollten Sie meiden und Kochsalz nur in sehr sparsamer Dosierung verwenden

Ihre Behandlung

Führen Sie mehrmals jährlich eine Kur mit Kombucha durch. Sie sollte mindestens über 6 Wochen gehen. Trinken Sie dabei 3-mal täglich 0,1 Liter. Die abwehrregulierende Wirkung zeigt sich schon nach wenigen Tagen. Zur Harmonisierung des Immunsystems können Sie Kombucha darüber hinaus in Kombination mit den folgenden Heilkräutern anwenden:

● Hagebutte, als Vitamin-C-Spender zur allgemeinen Abwehrstabilisierung
● Schlüsselblume, besonders bei allergischem Bronchialasthma
● Stiefmütterchen, besonders bei allergischen Hautentzündungen

- Unter Umständen Kuhmilch durch Soja- oder Mandelmilch ersetzen, denn dies kann sich besonders bei allergischem Asthma und allergischen Hautekzemen positiv auf den Heilungsprozess auswirken
- Stress und übermäßiger psychische Belastungen so weit es geht aus dem Weg gehen und für regelmäßige Erholungspausen sorgen, damit Körper, Geist und Seele wieder »auftanken« können
- Täglich abwehrregulierende Anwendungen, wie beispielsweise Wechselduschen und Trockenbürsten, durchführen. Auch ein Saunabesuch sollte (sofern Ihr Arzt nichts dagegen einzuwenden hat) einmal pro Woche auf Ihrem Programm stehen
- Sich ausreichend und regelmäßig an der frischen Luft bewegen – ob zu Fuß, auf dem Fahrrad oder vielleicht auf Rollerskates …
- Den Konsum von Genussmitteln wie Kaffee, Nikotin und Alkohol einschränken

Bei Hautproblemen sollte man auf ein rein biologisches Waschmittel zurückgreifen – dies muss aber unbedingt mit dem behandelnden Arzt abgesprochen werden. Auch was Körperpflegemittel anbelangt, bedarf es eventuell einer Neuorientierung auf natürliche Produkte; hier kann Kombucha ebenfalls eine hilfreiche Unterstützung sein.

Appetitlosigkeit

Wenn das Essen nicht so recht schmecken will, liegen meist psychische Probleme zugrunde: übermäßige nervliche Anspannung, Stress und Kummer. Appetitstörungen können aber auch die Folge einer falschen und unregelmäßigen Ernährung sein sowie eines Zu viel an Süßigkeiten über einen längeren Zeitraum.
In seltenen Fällen finden sich die Ursachen in körperlichen Beschwerden, wie beispielsweise fieberhaften Erkrankungen, und einer ungenügenden Magensaftproduktion.

Kombucha bei Appetitlosigkeit

Bei Appetitstörungen besteht oftmals ein Mangel an Magensaft. Dies kann Kombucha ausgleichen, indem er die Verdauungsdrüsen anregt. Durch seine allgemein stimulierende Wirkung auf den Magen-Darm-Trakt bewirkt das Getränk generell eine verstärkte Verdauungstätigkeit: Schwer verdauliche Nahrungsbestandteile wie Eiweiß und Fett werden

Chronischer Appetitlosigkeit mit entsprechender Gewichtsabnahme können schwere psychische oder körperliche Krankheiten zugrunde liegen. Suchen Sie in diesem Fall unbedingt einen Arzt auf.

besser verarbeitet und bleiben nicht im Darm »liegen«, wo sie schädliche Gärprodukte freisetzen, die wiederum die Verdauungskraft und damit unseren Appetit schwächen können.

Zusätzliche Maßnahmen

Damit Sie sich zukünftig wieder mit gutem Appetit an den Tisch setzen können, sollten Sie:

- Süßigkeiten und zuckerhaltige Getränke meiden; besonders bei Kindern ist dies häufig der Grund, weshalb sie lustlos im Essen herumstochern und schon nach wenigen Bissen nichts mehr runterkriegen (wollen)
- Von Zwischenmahlzeiten absehen; gegen einen Apfel oder einen Joghurt zwischendurch ist nichts einzuwenden, doch recht viel mehr nimmt den Hunger und vor allem die Lust auf die eigentlichen Mahlzeiten – anstelle dessen sollte man viel trinken, vor allem Mineralwässer und ungesüßte Tees
- Auf einen regelmäßigen Stuhlgang achten

> ### Ihre Behandlung
>
> Folgende Mischungen bringen die Magensäfte zum Fließen:
>
> - Mischung 1
> Jeweils 1 Teil Jasmin, Lederstrauch und Rotklee
>
> - Mischung 2
> 2 Teile Jasmin und je 1 Teil Hopfen und Tarragon
>
> - Mischung 3
> 2 Teile grüner Tee und je 1 Teil Lederstrauch und Hopfen
>
> Gegen Appetitlosigkeit können Sie Kombucha darüber hinaus in Kombination mit den folgenden Heilkräutern anwenden: Bitterklee, Fenchel, Isländisch Moos (besonders bei Kindern), Kümmel, Löwenzahn, Schafgarbe, Thymian, Wacholder, Wegwarte und Wermut.

Integrieren Sie in Ihren Speiseplan ballaststoffreiches Obst wie Äpfel, Aprikosen, Birnen, Pflaumen und Weintrauben oder Gemüsesorten wie Brokkoli, Auberginen, Karotten, Kohlrabi, Rettich, Sellerie und Spinat. So sorgen Sie für eine gesunde Verdauung.

Arthritis und Arthrose

Bei diesen Erkrankungen der Gelenke bestehen im Anfangsstadium außer der besonders morgens auftretenden Steifheit der Gelenke wenig Beschwerden. Im weiteren Verlauf kommt es dann zu länger anhaltenden Schwellungen und eventuell Enzündungen der Gelenke, die mit Schmerzen bei Bewegung oder Druck sowie Überwärmung einhergehen.

Die Ursachen für Gelenkentzündungen (Arthritis) sind zum einen in einer dauerhaften Überbeanspruchung der Gelenke, z. B. durch schwere körperliche Arbeit, Leistungssport oder Übergewicht, zu suchen. Ein weiterer Grund ist eine schlechte Stoffwechselsituation. Dazu kann es kommen, wenn der Stoffwechsel träge ist und seine Aufgaben nicht mehr richtig erfüllt sowie, wenn man etwa durch eine schlechte Ernährung derart »verschlackt« ist, dass der Körper mit der Ausscheidung der übermäßig vielen Schadstoffe in Verzug gerät. Der Konsum von Genussmitteln wie Alkohol, Nikotin und Kaffee sowie mangelnde körperliche Bewegung erhöhen das Risiko, an Arthrose bzw. Arthritis zu erkranken, zusätzlich. Zum anderen liegen die Gründe in angeborenen Gelenkveränderungen oder in Verletzungen und Brüchen. Auch Verformungen der Gelenke, wie es bei X- oder O-Beinen der Fall ist, sowie bestimmte Stoffwechselkrankheiten wie Gicht (siehe Seite 69) können zur Entstehung einer Arthrose führen.

Arthrose ist eine degenerative Veränderung (Abnutzungserscheinung) eines Gelenks. Mit Arthritis bezeichnet man eine Gelenkentzündung.

Kombucha bei Arthritis und Arthrose

Die im Kombucha enthaltene Glukuronsäure unterstützt den Körper maßgeblich bei seinem Entgiftungs- und Entschlackungsbemühen. Sie bindet schädliche Gift- und Schlackenstoffe an sich und dient diesen gewissermaßen als »Vehikel«, mit dem sie aus den Körpergeweben transportiert und anschließend ausgeschieden werden. Damit kann durch den regelmäßigen Genuss von Kombucha arthritischen Beschwerden wirksam vorgebeugt und bei bereits bestehenden spürbare Linderung erzielt werden. Nicht zu vergessen ist die aktivierende Wirkung des »Chinapilzes« auf den Zellstoffwechsel (siehe Seite 19).

Zur frühzeitigen Erkennung und Behandlung von Arthrose sollten Sie bei allen Arten von Gelenkbeschwerden und insbesondere bei länger anhaltenden Schmerzen zum Arzt gehen.

Ihre Behandlung

Zur Linderung und Vorbeugung arthritischer Beschwerden sind regelmäßige Trinkkuren mit Kombucha über einen längeren Zeitraum ratsam. Führen Sie eine solche Kur mindestens 6 bis 7 Wochen lang durch. Die »Tagesdosis« sollte 0,4 Liter, verteilt auf 3 bis 4 Portionen, nicht unterschreiten.
Zur Vorbeugung wie zur Behandlung von Arthritis können Sie Kombucha darüber hinaus in Kombination mit den folgenden Heilkräutern anwenden: Birkenblätter, Brennnesselblätter, Gartenraute, Hauhechelwurzeln, schwarze Johannisbeeren, Löwenzahnwurzeln, Wacholderbeeren und Zinnkraut.

Zusätzliche Maßnahmen

Eine Maßnahme, die nicht nur bei Arthritis oder Arthrose hilft, ist die Umstellung auf vollwertige Kost mit viel frischem Gemüse, Salat und Obst. Übergewicht sollte reduziert werden. Dabei kann Ihnen Kombucha eine wertvolle Hilfe sein (siehe Seite 89).

Zur Linderung und Vorbeugung arthritis- und arthrosebedingter Beschwerden sollten Sie:
● Grundsätzlich auf eine gelenkschonende Bewegung achten. Vor allem, wenn Hüft-, Knie- und Fußgelenke betroffen sind, empfehlen sich Dauerlaufen, langes Stehen, ausgedehnte Wanderungen und Radtouren sowie das Vermeiden von schwerem Tragen; schwimmen und leichte Gymnastikübungen, welche die Beweglichkeit der Gelenke fördern, sind dagegen »erlaubt«
● Verstärkt Kalzium und die Vitamine C, E sowie der B-Gruppe zu sich nehmen, denn jetzt ist der Tagesbedarf an diesen Stoffen erhöht
● Regelmäßig Frischpflanzensäfte, wie beispielsweise Birken-, Brennnessel- und Wacholdersaft, einfacherweise aus der Apotheke oder dem Reformhaus, trinken

Asthma

Typische Symptome dieser meist allergisch bedingten Erkrankung sind Kurzatmigkeit, Atemnot, kurze und flache Atemzüge mit verlängerter Ausatmung, Enge- und Druckgefühl auf der Brust sowie anfallartiger

Husten. Häufig besteht auch ein hörbarer, so genannter giemender Atem. Asthma tritt meist bereits in der Kindheit auf und kann vererbt oder durch Allergien gegen bestimmte Stoffe bedingt sein: So können Pflanzen, Tierhaare und bestimmte Nahrungsmittel sowie chemische Substanzen die Anfälle auslösen. Daneben können auch psychische Probleme wie unterdrückte und aufgestaute Emotionen, Sorgen, Stress und ungelöste Konflikte sowie wiederholte, nicht ausgeheilte Infekte, welche das Immunsystem nachhaltig schwächen, die Ursachen sein.

Kombucha bei Asthma

Die abwehrstärkende Wirkung des Teepilzes hilft bei allergischen Erkrankungen – also auch bei Asthma. Zudem reguliert Kombucha die Darmflora, bringt Störungen in diesem Bereich wieder ins Lot, und kurbelt den Stoffwechsel kräftig an. Zum einen wird somit das Immunsystem gestärkt, zum anderen der Körper entschlackt und entgiftet – eine wichtige Therapiemaßnahme bei Asthma.

Asthma gehört in jedem Fall in ärztliche Behandlung und dies möglichst frühzeitig, denn umso besser sind die Heilungschancen.

Ihre Behandlung

Folgende Mischungen haben sich bei Asthma bewährt:

● Thymianmischung
Je 1 Teil schwarzer Tee, Thymiankraut, Holunderblüten und Nelkenwurz

● Alantmischung
Je 1 Teil schwarzer Tee, Alantblätter, Königskerzenblätter und Isländisch Moos

● Melissenmischung
Je 1 Teil schwarzer Tee, Johanniskraut, Nelkenwurz und Baldrianwurzel sowie 2 Teile Melissenblätter

Um diese Mischungen abzuändern, können Sie alternativ die folgenden Heilpflanzen verwenden: Eibischwurzeln, Fenchelfrüchte, Goldrute, Huflattichkraut, Lungenkraut, Schlüsselblumenwurzeln und Seifenkraut.

Zusätzliche Maßnahmen

Zur Besserung der asthmatischen Beschwerden sollten Sie:

● Sich Gedanken über Ihr seelisches Befinden machen, denn bei Asthma spielt die Psyche eine große Rolle; versuchen Sie deshalb herauszufinden, vielleicht auch im Dialog mit einem vertrauten Menschen, wo ungelöste Konflikte und nicht zum Ausdruck gebrachte Emotionen in Ihnen schlummern, die schwer auf der Seele lasten und Ihre Anfälligkeit verstärken

● Regelmäßig Atemübungen durchführen; eine solche »Gymnastik« für die Atmung kann man auch in Kursen gezielt erlernen

● Unter Umständen auch einmal die »Tapeten wechseln«: Eine Luftveränderung wirkt sich bei vielen Asthmapatienten sehr positiv aus; der richtige Ort für eine solche Klimakur sind die höheren Berglagen, denn in der reinen Gebirgsluft erholen sich Luftröhre und Bronchien

Blasenentzündung

Bei Blasenentzündungen kommt es nur selten zu Fieber. Sollte es sich jedoch einstellen, müsen Sie sofort einen Arzt konsultieren, denn dann können auch Nieren oder Harnleiter von der Entzündung betroffen sein.

Untrüglicher Vorbote einer akuten Blasenentzündung ist der sich zunehmend verstärkende Harndrang, der mit immer größer werden Schmerzen einhergeht und bei dem meist nur wenig Urin abgeht. Nach einiger Zeit verändert sich der Harn und wird trüb. Oft finden sich auch Blutspuren im Urin. Weitere typische Symptome sind die krampfartigen Schmerzen nach dem Wasserlassen, besonders unter dem Schambein.

Ursache dieser sehr unangenehmen und leider auch häufig chronisch werdenden Erkrankung ist eine Auskühlung des Unterleibs, z. B. wenn Sie kalte und nasse Füße bekommen oder zu lange einen nassen Badeanzug getragen haben. Dies schwächt die Abwehrkräfte derart, dass Bakterien in der Blase zum Zuge kommen und eine Entzündung auslösen. Die fremden Keime gelangen entweder über die Harnröhre in die Blase oder sie befinden sich bereits in Blut und Lymphflüssigkeit. Eine Blasenentzündung kann auch die Folge von Geschlechtsverkehr sein, indem die Bakterien von der Scheide aus in die Blase wandern.

Frauen sind weitaus häufiger von Blasenentzündungen betroffen als Männer, da die weibliche Harnröhre wesentlich kürzer ist als die des Mannes. Deshalb haben die Bakterien ein leichtes Spiel, denn sie können von der Mündung der Harnröhre auf schnellstem Weg in die Blase vordringen.

Kombucha bei Blasenentzündung

Der »Tschee of Kombu« stellt, wie mittlerweile durch eine Reihe wissenschaftlicher Untersuchungen erwiesen ist, ein natürliches Antibiotikum dar. Grund dafür ist sein Gehalt an Usninsäure, einer Flechtensäure, sowie an rechtsdrehender L(+)-Milchsäure, die beispielsweise auch in Joghurt zu finden ist. Kein Wunder also, dass Kombucha dabei hilft, den krank machenden Bakterien in der Blase den Garaus zu machen und auch deren Eindringen schon im Vorfeld verhindern kann. Last but not least kommt auch hier wieder der stärkende Effekt auf das Immunsystem zum Tragen, denn Blasenentzündungen stellen sich vor allem dann ein, wenn die körpereigene Abwehr geschwächt ist.

Zu einer Vorbeugung von Harnwegsentzündungen gehört neben einer konsequent durchgeführten Hygiene, wie regelmäßige Duschbäder und frische Wäsche, die Einnahme von sehr viel Flüssigkeit. Am besten drei Liter Wasser oder ungesüßte Tees täglich trinken, dann können sich fremde Bakterien erst gar nicht in der Harnröhre einnisten.

Ihre Behandlung

Folgende Teemischungen haben sich bei Blasenentzündungen bewährt:

● Mischung 1
Je 1 Teil Löwenzahnblätter und -wurzeln, Ringelblumenblüten, Schachtelhalmtriebe und Weidenröschenblätter

● Mischung 2
Je 1 Teil Hirtentäschelkraut, Jasmin, Queckenwurzel, Ringelblumenblüten und Sauerampferblätter

Um diese Mischungen zu variieren, können Sie alternativ die folgenden Heilpflanzen verwenden: Bärentraubenblätter, Birkenblätter, Erdbeerblätter, Hauhechel, Holunder, Indischer Nierentee (Orthosiphonblätter), Liebstöckel, Maisbarthaare, Preiselbeeren und Weidenröschen.

Zusätzliche Maßnahmen

Bei akuten Blasentzündungen und zur Vorbeugung sollten Sie:
- Zuallererst sehr viel trinken: Tees, Mineralwässer, Säfte, säurehaltige Getränke sollten Sie jedoch meiden; Kaffee, schwarzer Tee und Alkohol sind vorübergehend tabu, denn sie reizen zu sehr
- Stets für warme Füße und einen warmen Unterleib sorgen – mit Wollsocken, warmer Unterwäsche und vorbeugend z. B. mit einem warmen Fußbad
- Nach dem Schwimmen immer sofort den Badeanzug wechseln
- Ihre Abwehrkräfte stärken, etwa durch Trockenbürsten, Wechselduschen, Sauna und Massagen

Bronchitis

Sollte das Fieber bei einer Bronchitis ansteigen, und die Atembeschwerden zunehmen, besteht der Verdacht auf eine beginnende Lungenentzündung. In diesem Fall müssen Sie unbedingt einen Arzt aufsuchen. Das gilt auch dann, wenn sich Ihre Beschwerden nicht nach drei bis vier Tagen gebessert haben.

Bronchitis zählt neben Schnupfen zu den häufigsten Atemwegserkrankungen. Charakteristisch sind starker Reizhusten, Schüttelfrost und Fieber. Weitere Symptome sind Brennen und Schmerzen unter dem Brustbein, Kitzeln im Kehlkopf und ein allgemeines Krankheitsgefühl. Bei raschen Temperaturveränderungen und einem Lagewechsel des Körpers kann es zu heftigen Hustenanfällen kommen. Zu einer Bronchitis kommt es meist infolge von viralen Infektionen der Atemwege. Durch Rauchen wird ihre Enstehung noch gefördert. Eine Bronchitis sollte immer vollkommen ausgeheilt werden, denn sie wird leicht chronisch – der »Raucherhusten« ist ein typisches Beispiel dafür.

Kombucha bei Bronchitis

Bei Entzündungen im Bereich der Atemwege sind eine Steigerung der körpereigenen Abwehrkräfte sowie eine Entgiftung und Entschlackung des Körpers angesagt – genau das bewirkt Kombucha. Darüber hinaus entfaltet der Gärtrunk eine antibiotische Wirkung (siehe Seite 20f.) und rückt damit den krank machenden Keimen zu Leibe.

Ihre Behandlung

Folgende Mischungen haben sich bei Bronchitis bewährt:

● Mischung 1
Je 1 Teil grüner Tee, Huflattichblätter und Königskerzenblüten

● Mischung 2
Je 2 Teile schwarzer Tee und Odermenningkraut sowie je 1 Teil Thymiankraut und Süßholzwurzel

Um diese Mischungen abzuändern, können Sie alternativ die folgenden Heilpflanzen verwenden: Anisfrüchte, Eibischwurzel, Isländisch Moos, Lungenkraut, Salbeiblätter, Schlüsselblumenwurzel und Spitzwegerichkraut.

Zusätzliche Maßnahmen

Bei Bronchitis sollten Sie:

● Viel trinken (zwei Liter täglich), am besten Heilkräutertees
● Unter Umständen für ein bis zwei Tage auf feste Nahrung verzichten – meist hat man ohnehin kaum Appetit – denn das unterstützt den Körper in seinem Heilungsbestreben
● Wenn Sie sich stark genug fühlen und die Bronchitis ohne Fieber verläuft, den Körper durch Einläufe entgiften
● Einen längeren Spaziergang warm eingepackt machen, das fördert das Schwitzen und damit die Ausscheidung der Giftstoffe über die Haut
● Nicht leichtfertig kodeinhaltige Hustenblocker einnehmen, denn sie unterdrücken den Husten und verhindern so, dass sich der Körper vom Schleim und damit von Bakterien und Viren befreien kann

Sorgen Sie zusätzlich für feuchte, aber frische Atemluft, und setzen Sie sich keinen extremen Temperaturschwankungen aus. Nützlich sind gelegentliche heiße Duschen oder Inhalationen, z. B. mit Teebaumöl. Das entspannt und desinfiziert die Bronchien.

Diabetes

Bei Diabetes mellitus, allgemein bekannt als Zuckerkrankheit, ist der Gehalt an Zucker im Blut erhöht. Der Grund hierfür ist, dass die Bauchspeicheldrüse kein oder zu wenig Insulin bildet bzw. der Körper nicht ent-

Diabetes gehört in jedem Fall in die Obhut eines erfahrenen Arztes, der den Blutzuckerspiegel richtig »einstellt« und mit einer geeigneten Behandlung den zum Teil gefährlichen Komplikationen bei dieser Erkrankung entgegenwirkt.

sprechend auf das Hormon anspricht. Insulin, auch Inselhormon genannt, weil es in den Langerhans-Inseln in der Bauchspeicheldrüse produziert wird, reguliert den Blutzuckerspiegel und wirkt direkt oder indirekt auf zahllose Stoffwechselreaktionen im Körper ein. Je nachdem, wie stark der Blutzuckerspiegel erhöht ist, treten die Symptome in unterschiedlichster Ausprägung in Erscheinung. Die häufigsten Beschwerden sind starkes Durstgefühl, häufiger Urindrang, verminderte Leistungsfähigkeit, Sehschwäche, Gewichtsverlust sowie Juckreiz und Entzündungen der Haut. Durch den dauerhaft erhöhten Blutzuckerspiegel werden die Organe und insbesondere die Blutgefäße sehr in Mitleidenschaft gezogen. Infolgedessen kann es zu den gefürchteten Folgeerscheinungen der Zuckerkrankheit, wie beispielsweise zu Venen- entzündungen, »offenen Beinen«, Thrombosen und Entzündungen der Gefäße in der Netzhaut, kommen. Diabetes hat unterschiedliche Ursachen. Zum einen kann die Krankheit erblich bedingt sein; dies ist beim Diabetes im Kindes- oder Jugendalter der Fall. Zum anderen können Erkrankungen der Bauchspeicheldrüse oder anderer Hormondrüsen sowie bestimmte Medikamente und Übergewicht durch zu hohe Kalorienzufuhr zur Entstehung der Zuckerkrankheit führen.

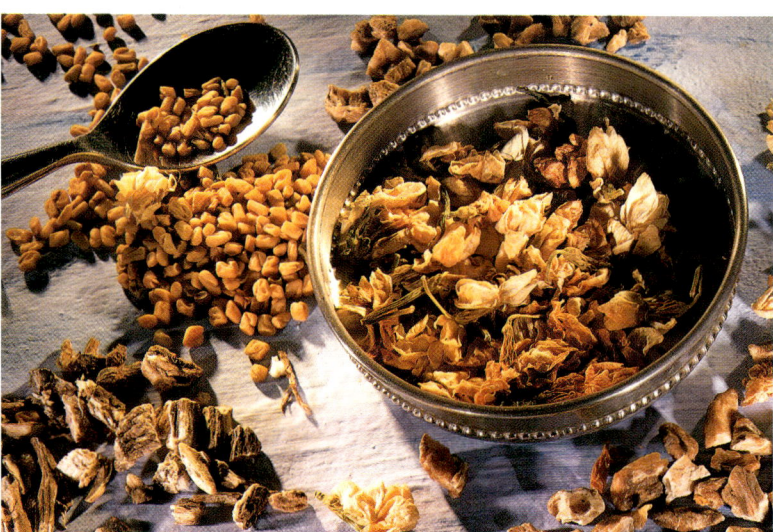

Kombuchtee lässt sich auch bestens mit unterschiedlichen Teesorten ansetzen.

Kombucha bei Diabetes

Ob Kombucha bei Zuckerkrankheit getrunken werden sollte oder nicht, darüber schieden sich lange die Geister. Fest stand nur, dass die Wirkstoffe des Teepilzes eine sehr gute Wirkung bei Diabetes zeigen. Die meisten Wissenschaftler sind sich heute jedoch darin einig, dass Diabetiker Kombucha trinken können, denn der weiße Zucker, der zum Ansetzen verwendet wird, spaltet sich zu Beginn des Gärprozesses durch die Enzyme der Hefe und der Essigbakterien in den Einfachzucker Glukose, also Traubenzucker, und Fruktose (Fruchtzucker). Da der Traubenzucker schneller und leichter vergärt, bleibt als Restzucker nur noch Fruchtzucker zurück, der Diabetikern – in Maßen – erlaubt ist. Das liegt daran, dass der größte Teil der Fruktose gleich in die Leber wandert, ohne dabei zum Anstieg des Blutzuckerspiegels zu führen. Deshalb stimuliert Fruchtzucker auch keine Freisetzung von Insulin.

Lassen Sie Kombucha lange genug gären – Minimum zwei Wochen – dann wird der Gärtrunk sauer wie der trockenste Wein, denn der ursprünglich im Teeansatz enthaltene Zucker vergärt dann fast vollständig. Manche Kombuchaexperten empfehlen auch, wenig Zucker zum Ansetzen zu verwenden, etwa 70 Gramm auf einen Liter. Wer dennoch Bedenken hat und ganz auf Nummer sicher gehen will, dem seien die Kombuchaextrakte für Diabetiker empfohlen, die es mittlerweile in Apotheken und Naturkostläden zu kaufen gibt. Bei diesen Fertigpräparaten des Teepilzes ist allerdings Vorsicht geboten, denn einige enthalten noch einen relativ hohen Anteil an nicht vergorenem Weißzucker.

Zusätzliche Maßnahmen

Wenn Sie zuckerkrank sind, sollten Sie:
- Sich regelmäßig bewegen, jedoch nicht übertrieben, sondern am besten bei Ausdauersportarten wie Schwimmen, Radfahren und »gemächlichem« Joggen
- Zucker natürlich meiden; aber auch Alkohol und Geschmacksverstärker enthalten Zucker – darauf sollten Sie ebenfalls achten

Eine weitere gute Alternative zum Gärtrunk nach »Hausmacher Art« sind die so genannten Kombuchatropfen, die keinen Zucker enthalten. Von ihnen profitieren übrigens auch Nicht-Diabetiker, da sie eine besonders starke Wirkung haben. Es handelt sich dabei um ein Pressextrakt, der ohne Gärprozess (und damit ohne Zucker) durch Auspressen der reinen Pilzkulturen gewonnen wird. Dies erklärt, weshalb die Kombuchawirkstoffe in der Tropfenversion in konzentrierterer Form vorliegen.

> ### Ihre Behandlung
>
> Folgende Mischungen, gemischt mit grünem Tee, sind für Diabethiker empfehlenswert:
>
> - Mischung 1
> Je 1 Teil Jasmin, Heidelbeerfrüchte, Geißrautenblätter und Vogelknöterichkraut
>
> - Mischung 2
> Je 1 Teil Bockshornkleesamen, Jasmin, Klettenwurzel und Wegwartenwurzel
>
> Um diese Mischungen abzuändern, können Sie alternativ Bohnenschalen verwenden.

- Ihre Mahlzeiten von bisher vielleicht drei auf fünf bis sechs kleine Portionen verteilen, diese Mahlzeiten sollten dann nicht zu üppig und zu reichhaltig ausfallen; mehrere Gerichte pro Tag kommen dem diabetesbedingten Bedürfnis, mehr zu essen, entgegen
- Dem blauen Dunst entsagen, denn Nikotin belastet und schädigt die von Diabetes beeinträchtigten Organe zusätzlich

Der Blutzuckerspiegel ist auch abhängig von der psychischen Befindlichkeit. Versuchen Sie, unnötigen seelischen Belastungen und Stress aus dem Weg zu gehen sowie Frustrationen und Ärger nicht so nah an sich heranzulassen.

Durchfall

Akuter Durchfall ist keine Krankheit an sich, sondern ebenso wie Verstopfung oder Kopfschmerzen nur deren Symptom. Die mehrmals täglichen wässrigen oder schleimigen Stuhlentleerungen sind meist die Folge von unverträglichem oder übermäßigem Essen, Stress und großer Aufregung. Bei chronischem Durchfall, durch Dünn- oder Dickdarmentzündung und Nahrungsmittelunverträglichkeiten sowie Störungen der Bakterienflora im Darm, bleiben die wässrigen Stuhlentleerungen über einen längeren Zeitraum bestehen. Sind Bakterien der Auslöser des Durchfalls, wie beispielsweise bei der Sommergrippe, gesellen sich zu den häufigen Stuhlentleerungen noch Darmkrämpfe, Erbrechen, Fieber und starke Bauchschmerzen hinzu.

Kombucha bei Durchfall

Wer das stille Örtchen nicht mehr verlassen kann, dem leistet der Teepilz hervorragende Dienste. Die gute Wirkung gegen Durchfall ist nicht weiter erstaunlich, da Kombucha all das bewirkt, was zur Behandlung von Durchfallerkrankungen erforderlich ist: Er saniert die Bakterienflora im Darm und bringt sie wieder ins Lot, denn der Teepilz hat einen in etwa identischen pH-Wert wie jener im Darm. Da Kombucha auch antibakteriell wirkt, trägt er dazu bei, die schädlichen Bakterien im Darm zu bekämpfen. Dies ist besonders bei infektiösem Durchfall, wie dem Reisedurchfall, wichtig. Sein aktivierender Effekt auf das Abwehrsystem trägt zusätzlich dazu bei, dass die »häufigen Sitzungen« schnell der Vergangenheit angehören.

Zusätzliche Maßnahmen

Bei allen Formen von Durchfall sollten Sie:
- Sich für ein bis zwei Tage Bettruhe verordnen, wobei Sie Ihre Füße warm halten und wenn es Ihnen angenehm ist, eine Wärmflasche auf den Bauch legen sollten
- Vorübergehend auf Schonkost wie etwa Zwieback, leicht gesalzenen Haferschleim oder Reisschleim umsteigen
- Besonders bei starkem und längerem Durchfall ein Elektrolytpräparat (aus der Apotheke) zum Ausgleich des Mineralstoffverlustes einnehmen

Durchfall tritt u.a. auf, wenn der Körper von giftigen und schädlichen Stoffen gereinigt werden muss. Wichtig ist, immer genügend Flüssigkeit zu sich zu nehmen. Sollte sich eine Durchfallerkrankung über zwei bis drei Tage hinziehen, ist ein Arzt aufzusuchen, da es sich dann um eine schwere Erkrankung handeln kann.

Ihre Behandlung

Die folgende Mischung hat sich bei Durchfall bewährt:

- Je 1 Teil Schwarzer Tee, Stiefmütterchenkraut und Pfefferminzblätter sowie 2 Teile Spitzwegerichblätter

Um diese Mischung abzuwandeln, können Sie alternativ folgende Heilpflanzen verwenden: Brombeerblätter, Eichenrinde, Erdbeerblätter, Hamamelisblätter, Heidelbeerfrüchte, Kamillenblüten, Nelkenwurzel und Walnussblätter.

Erhöhte Cholesterinwerte

Bei fast 40 Prozent der westeuropäischen Bevölkerung ist der Anteil der Blutfette, vor allem an Cholesterin, über den normalen Wert erhöht – eine beachtliche Zahl und insofern erschreckend, wenn man bedenkt, welche gesundheitliche Schäden erhöhte Cholesterinspiegel hervorrufen. Das Problem ist, dass diese zunächst keine Beschwerden verursachen und entsprechend über lange Zeit hinweg unerkannt bleiben. Wenn sich dann die Resultate eines dauerhaften Fettüberschusses, wie Stoffwechselerkrankungen, Durchblutungsstörungen, Gefäßverkalkung (Arteriosklerose) und in Folge gar Herzinfarkt einstellen, ist es meist für eine Behandlung und Heilung zu spät. Die Ursachen der erhöhten Cholesterinwerte sind überwiegend in einer zu fettreichen Ernährung zu suchen. Seltener liegt eine Fettstoffwechselstörung zugrunde, die entweder vererbt ist oder durch eine Störung der Kortisonproduktion sowie des Kohlenhydrat-, Eiweiß- und Fettstoffwechsels erworben wurde.

Aufgrund der schwerwiegenden Gesundheitsschäden, die erhöhte Cholesterinwerte mit sich bringen können, sollten Sie sich in ärztliche Behandlung begeben, um Ihre Blutwerte regelmäßig prüfen zu lassen.

Kombucha bei erhöhtem Cholesterinspiegel

Zahlreiche positive Berichte von Patienten mit zu hohen Cholesterinwerten, die regelmäßig Kombucha trinken, belegen die bisher nur im Tierversuch nachgewiesene cholesterinsenkende Wirkung des Gärgetränks. Diese beruht darauf, dass die in Kombucha enthaltenen Substanzen, u. a. Mikroorganismen, die Cholesterinablagerungen an den Blutgefäßwänden in eine leicht lösliche Form überführen, in der sie vom Körper ausgeschieden werden können.

Zusätzliche Maßnahmen

Wenn bei Ihnen erhöhte Cholesterinwerte im Blut festgestellt wurden, sollten Sie:
- Viel Knoblauch essen, am besten täglich vier Gramm, frisch gepresst, denn viele wissenschaftliche Studien bescheinigen der gesunden Knolle eine cholesterinsenkende Wirkung

Ihre Behandlung

Führen Sie zur Senkung des Blutfette 3-mal im Jahr eine mehrwöchige (mindestens 6 Wochen) Trinkkur mit Kombucha durch, und nehmen Sie dabei täglich 2-mal 0,1 Liter zu sich.

● Den Fokus bei Ihrer Ernährung auf Gemüse, Salate, Obst und Milchprodukte legen, Fette und Fetthaltiges sollten Sie weitgehend meiden; streichen Sie auch Weißmehlerzeugnisse, Süßigkeiten und weißen Zucker generell von Ihrem Speiseplan

● Einmal pro Woche einen Obst- oder Kartoffeltag einlegen, denn das hilft dem Körper, überschüssige Blutfette abzubauen

● Etwaiges Übergewicht abbauen – hier hilft regelmäßige Bewegung, die zur Senkung des Blutfettspiegels empfohlen wird, ganz besonders

Bei erhöhten Cholesterinwerten gilt: Einen Bogen um Genussmittel wie Alkohol und Nikotin machen, denn sie schädigen die belasteten Blutgefäße zusätzlich. Kaffee ist nur in Maßen zu empfehlen.

Erkältung

Eigentlich müssen die charakteristischen Symptome dieser »Volkskrankheit« nicht mehr genannt werden, denn wer hat sie nicht schon am eigenen Leib erlebt. Schluckbeschwerden, Halsschmerzen, Heiserkeit, Schnupfen, Husten, Fieber, Schüttelfrost, allgemeines Schwächegefühl, Frösteln, Glieder-, Muskel- und Kopfschmerzen sowie Appetitlosigkeit. Verantwortlich für all diese Übel sind in der Regel Unterkühlung und Schwächung des Immunsystems, wodurch sich die Abwehrfunktion der Atemwegsschleimhäute vermindert. Auf diese Weise können Bakterien und Viren, bei Schnupfen beispielsweise die so genannten Rhinoviren, wesentlich einfacher als sonst »zuschlagen«.

Kombucha bei Erkältungen

Die abwehrsteigernde Eigenschaft von Kombucha kann und sollte man sich auch bei Erkältungen zunutze machen. Dazu kommt, dass der Teepilz antibiotisch wirkt, wie in vielen Studien zweifelsfrei nachgewiesen

Zur Vorbeugung gegen Erkältung sollte Ihr Schlafzimmer im Winter höchstens 18 °C warm sein. Weiterhin empfiehlt es sich, für genügend Luftfeuchtigkeit in Ihren Räumen zu sorgen.

wurde, weshalb man ihn bereits vorbeugend in Erkältungszeiten zu sich nehmen sollte. Weiterhin spricht für eine Behandlung mit Kombucha bei Erkältungskrankheiten, dass vor allem, wenn Sie dafür anfälliger sind, unter Umständen die Darmflora gestört und die Verdauung nur unzureichend ist. Dies wieder in den Griff zu kriegen, ist, wie Sie bereits wissen, für den spritzigherben Trunk kein Problem. Zu guter Letzt sei noch darauf hingewiesen, dass Kombucha Vitamin C enthält, also genau das, was der Körper bei Erkältungen sowie zu deren Vorbeugung dringend benötigt.

Zusätzliche Maßnahmen

Bei Erkältungen, besonders wenn Sie diesen häufig »erliegen«, sollten Sie:
- Wenn Sie Schüttelfrost und Fieber haben, für ein bis zwei Tage oder solange, bis Sie sich wieder besser fühlen, das Bett hüten
- Stets für warme Füße sorgen
- Sich einen »Vitamin-C-Stoß« geben: Hierzu bieten sich Zitronen-,

Bei Erkältungen sollten Sie alles tun, was Ihre Abwehrkräfte stärkt (siehe auch Seite 21). Ist die Erkältung jedoch schon da, sollten Sie auf Saunabesuche verzichten, da diese den Körper, ebenso wie Sport, zu sehr belasten.

Ihre Behandlung

Neben einer Trinkkur mit Kombucha, bei der Sie 3-mal täglich 0,1 Liter zu sich nehmen, empfehlen sich folgende Mischungen:

- Mischung 1
Je 1 Teil Kamillenblüten, Melissenblätter, Holunderblüten, Löwenzahnwurzel und 2 Teile Lindenblüten

- Mischung 2
Je 1 Teil grüner Tee, Odermenningkraut, Weißdornblüten und 2 Teile Schafgarbenkraut

- Mischung 3
Je 1 Teil Kapuzinerkressenblätter, Holunderblüten, Berberitzenfrüchte und Fenchelfrüchte

Um diese Mischung zu variieren, können Sie alternativ folgende Heilpflanzen verwenden: Hagebuttenfrüchte, Huflattichblätter, Königskerzenblüten, Malvenblüten und Schlüsselblumenwurzeln.

schwarzer Johannisbeer- und Sanddornsaft, Kiwis, Hagebuttentee und echinazinhaltige Präparate sowie natürlich Vitamin C in Pulver- oder Brausetablettenform (alles aus der Apotheke) an

● Für ein paar Tage auf feste Nahrung verzichten, denn das unterstützt den Körper in seinem Heilungsbestreben, da nicht unnötig Energie zur Verdauung verbraucht wird, und kommt der meist vorhandenen Appetitlosigkeit entgegen

● Ihren Körper unter Umständen durch Einläufe und Emser Salz entgiften

● Täglich, auch bei nicht so schönem Wetter, warm eingepackt spazierengehen

Ermüdungserscheinungen

Immer mehr Menschen klagen heute über ständige Müdigkeit und Abgeschlagenheit. Kein Wunder, denn bedingt durch unsere hektischer werdende Umwelt und verstärkt durch eine dem angepasste Lebensweise fallen Ruhepausen, in denen wir wieder auftanken könnten, immer kürzer oder gar ganz aus. Da jedoch gleichzeitig die Anforderungen, welchen wir uns stellen müssen, kontinuierlich größer werden, sind Körper, Geist und Seele permanent überlastet. Die Folgen sind chronische Erschöpfung und Müdigkeit. Neben einer dauerhaften Überbelastung können sich hinter Ermüdung auch Infektionen, Verdauungsstörungen sowie ein Mangel an einem bestimmten Mineralstoff oder Spurenelement verbergen.

Lassen Sie sich vom Arzt auf etwaige Mangelzustände sowie Infekte und andere organische Störungen, die Ihrer dauerhaften Müdigkeit zugrunde liegen könnten, untersuchen.

Kombucha bei Ermüdungserscheinungen

Es liegt eigentlich auf der Hand, dass die geballte Heilkraft des Kombuchas die Lebensgeister (wieder) weckt und erschöpften Zeitgenossen neuen Antrieb gibt. Denn alles, was der Teepilz enthält und bewirkt, ist dazu angetan, die Ursachen dauerhafter Müdigkeit zu beseitigen. Die reichhaltige Palette seiner wertvollen Vitamine und Mineralstoffe wirkt

Mangelzuständen entgegen, die vielen verschiedenen Säuren bringen den Stoffwechsel auf Trab, sorgen für eine gesunde Bakterienflora im Darm und entschlacken und entgiften. Der antibiotische Effekt des Kombucha hält Krankheitserreger und damit auch Infektionen in Schach, die Durchblutung und der Zellstoffwechsel werden angeregt. Die aktivierende Wirkung auf das Immunsystem tut ihr Übriges, damit Sie sich bald wieder topfit und leistungsfähig fühlen.

Zusätzliche Maßnahmen

Chronische Müdigkeit und Antriebsschwäche können auch Zeichen einer behandlungsbedürftigen Depression sein. Sprechen Sie mit Ihrem Arzt darüber.

Wenn Sie sich dauerhaft müde und abgeschlagen fühlen, sollten Sie:
- Sich vollwertig und vor allem möglichst vitamin- und mineralstoffreich ernähren
- Für genügend Entspannung und Ruhepausen sorgen
- Sich so oft wie möglich in der freien Natur aufhalten und ihre Schönheit und ihren Frieden auf sich wirken lassen

Auch bei chronischen Ermüdungszuständen gilt, sich Genussgiften, wie Nikotin und Alkohol, weitgehend zu enthalten. Auf keinen Fall sollten Sie zu Aufputschmitteln greifen.

Ihre Behandlung

Bei chronischer Müdigkeit und Erschöpfung gibt es zwei bewährte Mischungen: Die eine sorgt morgens für mehr Energie, die andere bringt Ihnen einen tieferen und erholsamen Schlaf am Abend.

- Mischung für morgens
Je 1 Teil Zitronengras und Rosmarinblätter sowie 2 Teile grüner Tee

- Mischung für abends
Je 2 Teile Jasmin, Melissenblätter und Ehrenpreiskraut sowie 1 Teil Johanniskraut

Die Morgenmischung können Sie mit folgenden Heilpflanzen abändern: Mateblätter und Schafgarbenkraut. Für Variationen der Abendmischung eignen sich: Baldrianwurzeln, Labkraut, Löwenzahnwurzeln, Passionsblumenkraut, Pfefferminzblätter, Primelwurzeln und Zitronenmelissenblätter.

Gicht

Bei dieser Stoffwechselstörung produziert der Körper zu viel Harnsäure, die nicht über die Nieren ausgeschieden wird, sondern sich in Form von Kristallen bevorzugt an den Gelenken ablagert. Dies führt zur Rötung, Schwellung und Erwärmung der Gelenke. Teilweise bilden sich auch Knötchen. Der akute Gichtanfall betrifft vor allem das Großzehengrundgelenk und verursacht starke Schmerzen. Aber auch Knie-, Ellenbogen- oder Handgelenke können betroffen sein.

Kombucha bei Gicht

Dass der spritzige Gärtrunk gegen Gicht anzuwenden ist, mag zunächst stutzig machen, denn der zum Ansetzen von Kombucha meist verwendete schwarze Tee hat einen hohen Gehalt an Purin. Dies ist jener Stoff, der in der Leber zu Harnsäure umgewandelt wird, welche »aller Übel Anfang« bei Gicht darstellt. Doch der Teepilz benötigt das Purin für seinen eigenen Stoffwechsel und setzt dabei über komplizierte chemische Umbauprozesse die schwer löslichen Harnsäureablagerungen in wasserlösliche Verbindungen um. Diese gelangen in den Stoffwechselkreislauf und werden ausgeschieden. Darüber hinaus entschlackt und entgiftet Kombucha durch seinen hohen Gehalt an Glukuronsäure – neben der harnsäuresenkenden Wirkung eine weitere wichtige Voraussetzung bei der Behandlung der Wohlstandskrankheit Gicht. Sie sehen: Seinen Namen »Gichtqualle« hat sich der Teepilz mit Recht verdient.

Zusätzliche Maßnahmen

Wenn Sie an Gicht erkrankt sind, sollten Sie:
- Purinhaltige Nahrungsmittel meiden; dazu gehören beispielsweise Innereien, Kalb- und Schweinefleisch, Ölsardinen, Sprotten und Sardellen sowie Sojabohnen, auch Alkoholika, vor allem Bier, Sekt und Sherry, enthalten Purin
- Übergewicht abbauen

Gicht gehört immer in die Obhut eines Arztes. Die nachstehenden Empfehlungen dienen der Unterstützung ihrer Therapie.

Es gibt zwei Formen der Gicht. Bei der erblich bedingten primären Gicht, ist die Harnsäureausscheidung durch die Nieren gestört. Der sekundären Gicht liegt eine vermehrte Harnsäureansammlung zugrunde. Die Hauptursache ist überreiche Ernährung mit viel Fleisch, fetten und eiweißreichen Nahrungsmitteln, Alkohol und Genussmitteln wie Kaffee.

Ihre Behandlung

Bei Gicht empfiehlt sich zunächst die Kombuchatrinkkur, bei der Sie pro Tag 3 Gläser Kombucha à 0,2 Liter trinken. Diese Kur führen Sie 4 bis 6 Wochen durch, legen dann 4 Wochen Pause ein und wiederholen die Kur anschließend noch einmal. Darüber hinaus haben sich folgende Mischungen bewährt:

● Mischung 1
2 Teile grüner Tee und je 1 Teil Birkenblätter, Bockshornkleesamen, Brennnesselblätter und Ehrenpreiskraut

● Mischung 2
Je 2 Teile grüner Tee und Hagebuttenfrüchte sowie je 1 Teil Mädesüßkraut, Queckenwurzel und Stiefmütterchenkraut

● Mischung 3
Je 2 Teile Löwenzahnwurzeln und Schachtelhalmtriebe sowie je 1 Teil Birkenblätter, Brennnesselblätter, Hagebuttenfrüchte, Himbeerblätter und Jasmin

Alternativ können Sie folgende Heilpflanzen verwenden: Bohnenschalen, Färberginsterkraut, Hauhechelwurzeln, Taubnesselblätter, Wacholderbeeren und Vogelknöterichkraut.

Hautprobleme

Die Haut spiegelt unser Gesamtbefinden wieder. Denn am deutlichsten und schnellsten zeigen sich die Folgen von zu viel Stress, aufgestauten Emotionen, Ängsten und Kummer sowie übermäßigem Alkohol- und Nikotingenuss auf der Haut. Schon die kleinsten Ungleichgewichte im körperlichen oder seelischen Bereich machen sich am Zustand und Aussehen der Haut bemerkbar: Rötungen, Juckreiz, Schüppchen und Mitesser. Agressive Waschlotionen und häufiges Duschen und Baden tun ein Übriges, indem sie den Schutzfilm der Haut angreifen und so dafür sorgen, dass das hauteigene Abwehrsystem nicht mehr ausreichend Schutz vor schädigenden Umwelteinflüssen bietet. Eine der vielen Folgen davon können Hautentzündungen, im Fachjargon Ekzeme genannt, sein. Ihnen liegen allergische oder toxische Ursachen zugrunde: Sie werden entweder durch den Kontakt mit allergenen oder mit giftigen Stoffen, wie beispielsweise Säuren und Laugen, ausgelöst. Beim allergischen Ekzem (Kontaktekzem) besteht eine Allergie (siehe Seite 48) gegen bestimmte Stoffe. Zu Beginn sind alle Hautstellen, die mit der schädlichen Substanz in Berührung gekommen sind, stark gerötet und geschwollen. Danach bilden sich dann nässende, juckende Bläschen und – sofern das Ekzem über einen längeren Zeitraum bestehen bleibt – verdicken sich die oberen Hautschichten, werden schuppig und verlieren an Elastizität.

Kombucha bei Hautproblemen

Viele der Kummerpunkte auf der Haut haben ihre eigentliche Ursache in einer Stoffwechselstörung und Darmproblemen, wie etwa Verstopfung (siehe Seite 90ff.). Dazu zählen u. a. rauhe, spröde und schuppige sowie eine unreine Haut mit hartnäckigen, ständig wiederkehrenden Pickeln und Mitessern. Und genau hier greift Kombucha, denn der Trunk saniert die Bakterienflora im Darm, wodurch der Stoffwechsel aktiviert und Störungen ausgeglichen werden, mit dem Ergebnis, dass die Haut wieder glatt, weich und rein wird. Auf diese Weise kann auch schwerwiegenderen und unangenehmen Hautleiden wie Akne, Gürtelrose, Schuppenflechte und Ekzemen gut vorgebeugt werden. Auch die wertvollen Hefen des Kombuchas (zehn Millionen pro Milliliter) helfen bei der Hautpflege und der Behandlung von Hautproblemen.

Zusätzliche Maßnahmen

Um Ihre Haut bei Ihren vielen Aufgaben zu unterstützen, Hautleiden vorzubeugen oder bestehende Beschwerden zu lindern, sollten Sie:
- Einen großen Bogen um synthetische Waschmittel (Syndets) und alkalische, aggressive Seifen, wie beispielsweise Kernseife, machen, denn sie entfetten die Haut und setzen die Talgproduktion herab; verwenden Sie stattdessen pH-neutrale Seifen und Waschlotionen sowie rückfettende Ölbäder

Zur langfristigen Gesunderhaltung der Haut gehören aktiver Stoffwechsel, gute Verdauung, intakte Darmflora und regelmäßige Reinigung und Entgiftung des Körpers. Die alleinige Anwendung von Salben, Cremes und anderen Mittelchen, von denen die Kosmetikindustrie nahezu täglich neue auf den Markt bringt, reicht nicht aus, um unsere Haut gesund und damit schön zu erhalten.

Für die Haut spielen besonders die Vitamine E und B6 eine Rolle. Sie schützen die Hautzellen und bringen Stoffwechsel-prozesse in Gang. Vitamin E ist besonders in hoch-wertigen Pflanzenfetten zu finden, wie z. B. in Soja, Bohnen, Mais, Avocados, Samen und Kernen; Vitamin B6 kommt geballt in Voll-kornprodukten, Salaten, Bananen und Fenchel vor.

Ihre Behandlung

Bei Störungen und Beschwerden der Haut bieten sich neben den Trinkkuren (siehe Seite 33) über 4 Wochen auch äußere Anwendungen mit Kombucha an. Ab Seite 39 finden Sie ausführliche Anleitungen für Kompressen, Bäder u.v.a.m. Diese Anwendungen erzielen vor allem bei Hautleiden wie Ekzemen, Gürtelrose, Fußpilz und Schuppenflechte gute Heilerfolge.
Hier eine Anwendung speziell bei Hautpilzen und bei Ekzemen:

● Tränken Sie ein sauberes Leinen- oder Baumwolltuch mit Kombucha, legen dieses auf die betroffene Hautstelle und lassen diesen Umschlag 10 bis 20 Minuten einwirken. Anschlie-ßend nicht abwaschen, sondern auf der Haut belassen; pro Tag sollte man die Anwendung 2- bis 3-mal wiederholen.

Bei Hautproblemen eignen sich folgende Heilpflanzen für Mischungen mit Kombucha: Birkenblätter, Bockshornklee-samen, Brennnesselblätter, Gänseblümchenblüten, Johannis-kraut, Kamillenblüten, Stiefmütterchenkraut, Süßholzwurzeln, Walnussbaumblätter und Wegerichblätter.

● Generell nicht zu oft mit Seifen und Waschsubstanzen duschen oder baden, denn das greift auf Dauer den Säureschutzmantel der Haut an
● Sich täglich, vor allem nach dem Baden oder Duschen, sorgfältig von Kopf bis Fuß eincremen oder einölen; am besten mit natürlichen Pro-dukten auf Pflanzenbasis
● Regelmäßig Trockenbürstenmassagen durchführen; durch den me-chanischen Reiz des Bürstens werden die Hautfunktionen aktiviert und abgestorbene Hautschüppchen entfernt
● Auf eine ausgewogene Kost mit genügend Vitaminen und Mineral-stoffen achten, denn Schönheit kommt vor allem von innen
● Sich regelmäßig an der frischen Luft bewegen und Ihrer Haut dabei Luft- und Sonnenbäder, letztere natürlich in Maßen und geschützt durch Sonnencremes, gönnen

Heuschnupfen

Von den meisten sehnlichst erwartet, von einigen jedoch heftig gefürchtet: der Frühling, der die Natur mit neuem Leben erfüllt. Denn dann beginnt für so manche die alljährlich wiederkehrende Pein einer verstopften Nase, ständigen Schnupfens, geröteter und tränender Augen sowie permanenten Nies- und Hustenreizes. Dazu gesellen sich starkes Jucken in Hals, Rachenraum und Augen. Die solcherart Geplagten leiden unter einer Allergie gegen Blütenpollen, welche landläufig als Heuschnupfen bekannt ist. Er ist neben allergischem Bronchialasthma und Ekzemen die häufigste allergische Reaktion.

Kombucha bei Heuschnupfen

Das heilkräftige Gärgetränk harmonisiert die körpereigene Abwehr und verringert die Überempfindlichkeit gegenüber den Blütenpollen – schon nach wenigen Tagen regelmäßigen Trinkens ist das zu spüren. Über den Umweg der Balancierung des Abwehrsystems kann der Heuschnupfen nachhaltig gebessert werden.

Zusätzliche Maßnahmen

Neben den bei Allergien genannten Dingen, sollten Sie bei Heuschnupfen:
- Ihr Immunsystem wieder ins Gleichgewicht bringen
- Bei Landpartien mit dem Auto in der Heuschnupfenzeit die Wagenfenster schließen; auch Ihre Schlafzimmerfenster sollten Sie gegen vier Uhr schließen, denn dann beginnt der Pollenflug

Wie bei Allergien bereits erwähnt, bringt Kombucha auch eine aus dem Lot geratene Darmflora, die bei fast allen Allergikern zu finden ist, wieder ins Gleichgewicht und sorgt auch auf diese Weise dafür, dass das überreagierende Immunsystem wieder beruhigt wird.

Ihre Behandlung

Führen Sie, beginnend vor »Ihrer« Heuschnupfenzeit, eine 6-wöchige Trinkkur mit Kombucha durch, bei der Sie 3-mal täglich 0,1 Liter trinken.

- Abendliche Sapziergänge vermeiden, denn zur Nacht hin sinken die Pollen zu Boden
- Hin und wieder eine geriebene Eierschale in Ihren Joghurt, Quark oder Ihr Müsli einrühren, denn Kalzium mindert allergische Reaktionen
- Bereits sechs bis acht Wochen bevor sich der Heuschnupfen üblicherweise einstellt, täglich ein bis zwei Teelöffel guten, naturreinen Honig einnehmen, das macht Ihren Körper, eine ein-bis zweijährige »Behandlung« vorausgesetzt, langsam aber sicher immun gegen die Pollen; der Honig sollte von einem Bienenvolk stammen, das nicht weiter als zehn Kilometer Luftlinie von Ihrem Wohnort beheimatet ist, denn nur dann ist gewährleistet, dass in dem Honig auch jene Pollen enthalten sind, gegen die Sie allergisch reagieren

Immunschwäche

Immunschwäche ist zwar ein relativ diffuser Begriff, ihre Äußerung auf den Körper hingegen sehr konkret: Die einfachsten Symptome reichen von Magen-Darm-Störungen, Hautentzündungen, häufigen Erkältungen und Atemwegsbeschwerden bis hin zu Pilzinfektionen oder gar Schlafstörungen. Die schwerste unter den bekannten Erkrankungen an Immunschwäche ist AIDS.

Wenn die körpereigene Abwehr geschwächt ist und keinen Schutz mehr vor den vielen schädlichen Einflüssen bietet, denen der Mensch täglich ausgesetzt ist, bedeutet das höchste Alarmstufe. Denn dies zeigt, dass wir unseren Körper, aber auch unsere Seele und unseren Geist derart überbelastet haben, dass das an sich recht robuste Immunsystem stark geschwächt ist. Wenn Sie also häufig an Infektionen leiden, sich abgeschlagen, müde und antriebslos fühlen, ist es höchste Zeit, etwas zu ändern, um dem angeschlagenen Abwehrsystem wieder aufzuhelfen. Das kann eine Umstellung der Ernährung auf mehr vitamin- und mineralstoffreiche Nahrungsmittel sein, eine ruhigere und ausgeglichenere, Lebensweise, Rauchen aufgeben, Entspannungsübungen und und …

Kombucha bei Immunschwäche

Eines der besten Elixiere für ihr Abwehrsystem ist Kombucha, und zwar aufgrund seiner vielen verschiedenen Wirkungen und Inhaltsstoffe. Welche das sind und wie sich das auf unseren Körper und sein Abwehrsystem auswirkt, wurde auf Seite 18 bereits eingehend beschrieben. Hier soll

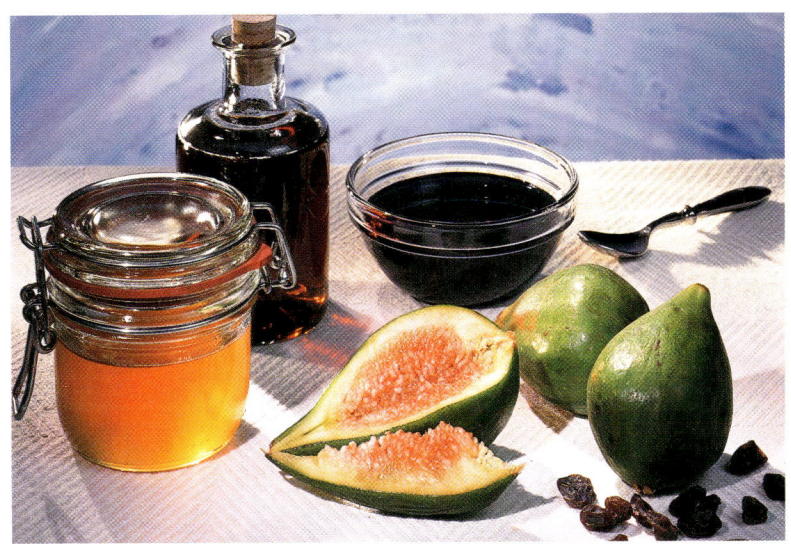

Wenn sie zusätzlich zu Kombucha auf vitamin- und mineralstoffreiche Kost achten, erhalten Sie den notwendigen Energieschub für Ihren abwehrge- schwächten Körper.

Ihnen nur noch kurz eine interessante Studie vorgestellt werden, die 1987 in Bremen durchgeführt wurde. Dabei wurde Kombucha im Vergleich zu Interferon, einer das Immunsystem stärkenden Substanz, an insgesamt 246 Patienten getestet. Die Testpersonen litten unter Asthma, rheumati- schen Beschwerden sowie Leber- und Nierenerkrankungen. Der Teepilz bestand diese harte Prüfung mit Bravour: Bei den Asthmatikern schnitt er besser ab als Interferon und bei den anderen Erkrankungen lag er knapp hinter dem Immunstimulans.

Zusätzliche Maßnahmen

Um Ihr Immunsystem nachhaltig zu stärken, auch vorbeugend, wenn Sie sich in einer Phase großer geistiger und körperlicher Beanspruchung befinden und wenig zur Ruhe kommen, sollten Sie:
- Grundsätzlich auf eine vollwertige Ernährung mit naturbelasse- nen Nahrungsmitteln und ausreichend Vitamen und Mineralstoffen achten
- Zucker und Zuckerhaltiges aus Ihrem Speiseplan streichen und durch natürliche Süßmittel wie Honig, Melasse, Ahornsirup, Rosinen und Fei-

Erkrankungen nicht richtig auszukurieren, kann eben- falls Ursache für eine nachhaltige Schwächung des Immunsystems sein. Viele gehen bei einer Erkäl- tung oder einem grippalen Infekt nach einem Tag Ruhe schon wieder in die Arbeit oder belasten sich anderweitig. So erhält der Körper keine Gelegenheit, vollständig zu gesunden und neue Kräfte für die nächste Abwehrschlacht zu sammeln.

Ihre Behandlung

Zur dauerhaften Stärkung Ihres Abwehrsystem gib es nichts besseres als mehrwöchige Trinkkuren, die Sie mehrmals im Jahr durchführen sollten. Dabei trinken Sie dreimal am Tag 0,2 Liter Kombucha.

Als altes Hausmittel gegen ein desolates Immunsystem ist die Einnahme von Vitamin-C-reicher Kost oder Sonnenhutpräparaten, z. B. Echinacea, aus Apotheke und Reformhaus.

gen ersetzen; auch Weißmehlprodukte sowie Konserven sollten Sie meiden und Kochsalz nur in sehr sparsamer Dosierung verwenden

● Stress und übermäßigen psychischen Belastungen so weit es geht aus dem Weg gehen und für regelmäßige Erholungspausen sorgen, damit Körper, Geist und Seele wieder »auftanken« können

● Dem Rauchen entsagen und zurückhaltender mit anderen Genussmitteln wie Alkohol und Kaffee sein

● Täglich abwehrstärkende Anwendungen wie z. B. Wechselduschen und Trockenbürsten durchführen, auch ein Saunabesuch sollte (sofern Ihr Arzt nichts dagegen einzuwenden hat) einmal pro Woche auf Ihrem Programm stehen

● Sich regelmäßig an der frischen Luft bewegen, dabei Licht und Sonne an Ihre Haut lassen, denn diese ist ein wichtiger Bestandteil unseres Abwehrsystems

Kopfschmerzen

Kopfschmerzen haben die unterschiedlichsten Ursachen und entsprechend auch die mannigfaltigsten Erscheinungsformen: pochend, stechend, kreisend oder dumpf an Stirn, Schläfen, um die Augen, im Nacken oder wie ein Band um den Kopf. Meist stehen hinter diesen Beschwerden andere Grunderkrankungen wie Infektionen, Erkältungskrankheiten oder Schleudertrauma. Es gibt jedoch auch davon unabhängige Kopfschmerzen, unter denen der Spannungskopfschmerz, ausgelöst durch Stress, Erschöpfung und dauerhafte körperliche Fehlhaltungen, am häufigsten vorkommt. Immer wieder auftretende Kopfschmerzen können aber auch, und dies ist den wenigsten bekannt, von Verdauungsstörungen, einer gestörten Darmflora und Darmträgheit kommen. Bei Migräne handelt es sich um krampfartige, oft enorm starke Kopfschmerzattacken, die meist nur halbseitig auftreten. Diese Migräneanfälle können mit Licht- und Lärmscheu, mit Augenflimmern, Übelkeit und Erbrechen, Lähmungserscheinungen sowie Seh- und Sprechstörungen einhergehen. Die Palette an Auslösern eines Migräneanfalls reicht von Stress, Überarbeitung, Erschöpfung und Schwankungen im Hormonspiegel, über sensorische Reize wie Lichtblitze, Geräusche und Gerüche bis hin zu bestimmten Nahrungsmitteln, z. B. Käse oder Nüsse. Auch die Ausschüttung von Histamin, einem Hormon, das bei allergischen Reaktionen freigesetzt wird, kann zu einem akuten Anfall führen.

Kombucha bei Kopfschmerzen und Migräne

Da Kombucha eine gestörte Verdauungstätigkeit sowie die Bakterienflora im Darm wieder reguliert, kann Kombucha auch bei Kopfschmerzen, denen häufig Stoffwechselunregelmäßigkeiten zugrunde liegen, einer wirksamen Zusatzbehandlung dienen. In Bezug auf Migräne, der oft Nahrungsmittelunverträglichkeiten und allergische Reaktionen auf bestimmte Stoffe zugrunde liegen, kann der potente Gärtrunk durch seine abwehrstärkende Wirkung auch hier Linderung bringen.

Über die genauen Ursachen von Migräne, die oft schon bei Kindern auftritt, wird in der medizinischen Fachwelt viel diskutiert. Sicher ist, dass nebenstehende Maßnahmen diesem Phänomen vorbeugen.

Ihre Behandlung

Neben der Trinkkur empfiehlt sich bei Kopfschmerzen diese Mischung:

● 2 Teile Mate und je 1 Teil Angelikawurzeln sowie Melissenblätter
Für eine Abwechslung: Ehrenpreiskraut und Rosmarinblätter.

Bei Migräne hat sich diese Mischung bewährt:

● Je 1 Teil Mate, Jasmin und Ehrenpreiskraut
Sie können mit Fieberklee- und Pfefferminzblättern variieren.

Zusätzliche Maßnahmen

Zur Linderung und Vorbeugung von Kopfschmerzen sollten Sie:

● Sich Ruhe gönnen – eine Weile hinlegen und ausruhen, warm zugedeckt, eventuell mit einer Wärmflasche im Nacken; bei einem Migräneanfall sollten Sie zusätzlich den Raum abdunkeln

● Da hinter Migräne oft Nahrungsmittelunverträglichkeiten stecken, sollten Sie versuchen, herauszufinden, welche Nahrungsmittel einen Anfall bei Ihnen auslösen, hilfreich ist hier ein »Esstagebuch«, in dass Sie alles eintragen, was Sie jeden Tag essen

● Unter Umständen eine Augenmaske auflegen, denn sie wirkt oft wahre Wunder bei Kopfschmerzen; es gibt sie unter der Bezeichnung »Eismaske« in Apotheken

● Entspannungsmethoden wie autogenes Training, Yoga und Meditation erlernen sowie den Tagesablauf ruhiger gestalten

● Sich gerade halten und bewegen; das klingt so einfach, ist es aber nicht: Es fängt im Grunde beim Schreibtischstuhl an und hört beim passend eingestellten Fahrradlenker auf

● Viel spazieren und wandern gehen

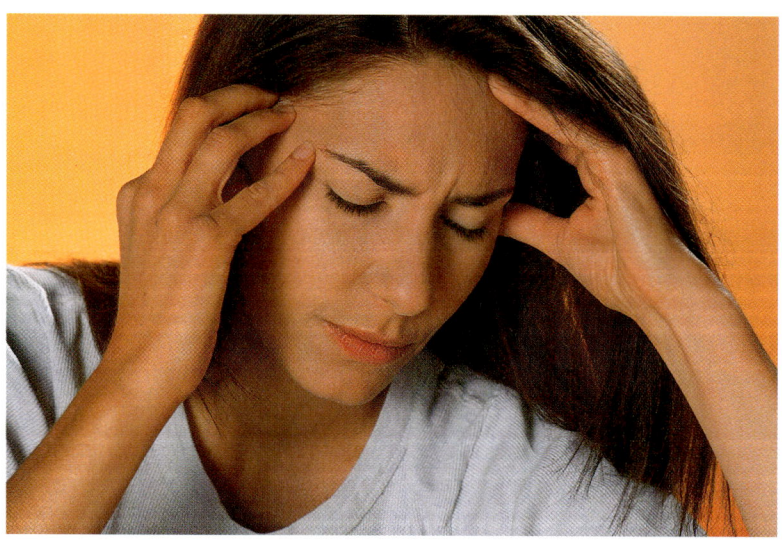

Auch bei Kopfschmerzen spielt eine ausgewogene, Ernährung mit Ballaststoffen, Vitaminen und Mineralstoffen eine wichtige Rolle, denn das hält den Stoffwechsel und die Verdauung fit und gesund.

Magen–Darm–Beschwerden

Probleme im Magen-Darm-Bereich zeigen sich meist durch Bauch-schmerzen, Blähungen, Sodbrennen, saures Aufstoßen, Völlegefühl und Magen- oder Darmkrämpfe. Auch die Gastritis, eine Entzündung der Magenschleimhaut, gehört dazu. Diese sehr häufig auftretende Magener-krankung geht mit Sodbrennen, Aufstoßen und Schmerzen im Oberbauch einher. Ursachen von Magen-Darm-Beschwerden sind oft eine falsche Ernährungsweise mit zu schnellem und zu heißem Essen sowie zu viel Kaf-fee, Alkohol und Zigaretten. Neben diesen eher »materiellen« Auslösern kommen aber auch vielfach emotionale Ursachen in Betracht: Jahrelang aufgestauter Ärger, ungelöste Konflikte und dauerhafter Stress machen sich häufig in Magen-Darm-Beschwerden »Luft«. Wer immer wieder darunter leidet, hat nicht von ungefähr meist Probleme, seinen Konflikten offen zu begegnen und seinen Gefühlen Ausdruck zu verleihen.

Kombucha bei Magen–Darm–Beschwerden

Kombucha saniert die Darmflora auf sanfte Weise (siehe Seite 21), unter-stützt die Bildung wichtiger Darmbakterien und fördert damit die Abwehrkraft gegenüber schädlichen »Eindringlingen« im Magen-Darm-Trakt. Zudem regt das Gärgebräu auch die Verdauungsdrüsen an, stimuliert die für unsere Gesundheit so wichtige Verarbeitung von schwer verdaulichen Nahrungsbestandteilen, wie Proteinen, Fetten und Koh-lenhydraten, und reguliert einen gestörten Säure-Basen-Haushalt.

Zusätzliche Maßnahmen

Um Magen-Darm-Beschwerden zu lindern und vorzubeugen sollten Sie:
- Das Essen, das nicht zu heiß, aber auch nicht zu kalt sein sollte, immer gründlich kauen und die Mahlzeit beenden, sobald Sie sich satt fühlen
- Zwischen den Mahlzeiten Pausen für Ihr Verdauungssystem einlegen und am späten Abend, wenn der Körper sich bereits auf Ruhe eingestellt hat, nicht mehr essen

Natürlich gilt auch hier, dass bei länger anhaltenden Beschwerden der Besuch bei einem Arzt unerlässlich ist. Sie selbst können Ihre Ernährung entsprechend umstellen und eventuell Ihre Lebensgewohnheiten neu einrichten. Das allge-meine körperliche und seelische Befinden spielt gerade bei diesen so emp-findlichen Organen eine entscheidende Rolle.

> ## Ihre Behandlung
>
> Neben regelmäßigen Trinkkuren empfiehlt sich speziell bei Beschwerden im Magen-Darm-Trakt diese Mischung:
>
> - Je 2 Teile Angelika- und Löwenzahnwurzeln sowie je 1 Teil Ehrenpreiskraut, Kamillenblüten, Ringelblumenblüten und Schafgarbenkraut
>
> Für Variationen: Berberitzenfrüchte, Bohnenkraut, Fenchelfrüchte, Habichts- und Tausendgüldenkraut, Pfefferminzblätter und Wermutkraut.

- Statt Kaffee oder schwarzen Tee lieber einmal einen Kräutertee, neben Kombucha, trinken
- Den Konsum von Genussmitteln wie Alkohol und Nikotin reduzieren oder noch besser ganz vermeiden; Raucher haben doppelt so häufig Magengeschwüre wie Nichtraucher
- Versuchen, ungesunden Stress zu vermeiden und Konflikte, Emotionen und Ärger nicht in sich »hineinzufressen«, sondern zu äußern und konstruktiv zu lösen
- Für ausreichende Bewegung sorgen

Menstruationsbeschwerden

Eine gezielte Nährstoffzufuhr, die besonders Vitamin B6 und Vitamin C einschließt, hilft, einen aus dem Gleichgewicht gebrachten Hormonhaushalt zu regulieren.

Schmerzhaft spannende Brüste, Bauchzwicken, stechende Schmerzen in Unterleib und Rücken, Müdigkeit, Übelkeit und Verdauungsprobleme: Die Tage vor und während der Menstruation gestalten sich, vor allem bei jungen Mädchen und Frauen, oftmals nicht gerade angenehm. Ganz zu schweigen von Gereiztheit, depressiven Neigungen und Heißhungerattacken. Bei Frauen, die von derartigen »Unpässlichkeiten« verschont bleiben, lässt vielleicht die Periode stets zu lange auf sich warten, ist entweder sehr stark oder zu schwach. Die Ursachen liegen, sofern nicht in organischen Beschwerden wie Gebärmutterveränderungen und Hormonstörungen, überwiegend in seelischer Anspannung, Stress und Überlastung.

Kombucha bei Menstruationsbeschwerden

Die zahlreichen guten Wirkungen auf den Körper und die damit verbundene Steigerung des allgemeinen Wohlbefindens sind der Grund dafür, dass der Teepilz so vielen Frauen hilfreiche und vor allem heilsame Dienste bei Beschwerden mit ihrer Periode leistet.

Zusätzliche Maßnahmen

Bei Problemen und Beschwerden mit der Periode sollten Sie:
- Sich bei ausbleibender Menstruation kalorien- und eiweißreich ernähren, Vitamin C zuführen und warme Bäder nehmen; auch Sauna hilft

Vor einer Selbstbehandlung bei Menstruationsbeschwerden sollten Sie organische Ursachen durch eine Untersuchung von Ihrem Gynäkologen ausschließen lassen.

Ihre Behandlung

Mischungen bei schmerzhaften Blutungen mit Krämpfen:

- Mischung 1
Je 2 Teile Kamillenblüten und Schafgarbenkraut sowie je 1 Teil Fenchelfrüchte, Johanniskraut, Melissenblätter und Sennablätter

- Mischung 2
Je 1 Teil Frauenmantelkraut, Jasmin, Johanniskraut, Melissenblätter, Schachtelhalmtriebe und Schafgarbenkraut

Mischungen gegen starke Menstruationsschmerzen:

- Mischung 1
2 Teile Kamillenblüten und je 1 Teil Jasmin sowie Melissenblätter

- Mischung 2
Je 2 Teile Kamillenblüten und Schafgarbenkraut sowie je 1 Teil Jasmin und Melissenblätter

Mischung bei ausbleibender Periode:

- 2 Teile Kamillenblüten sowie je 1 Teil Faulbaumrinde, Fenchelfrüchte, Jasmin und Melissenblätter

• Sich bei schmerzhaften und starken Blutungen Bettruhe verordnen, mit einer Wärmflasche oder einem Heizkissen auf dem Bauch, verstärkt Kalzium, Magnesium sowie die beiden Vitamine A und B zu sich nehmen, einen Tag vor der Periode einen Obst- oder Safttag zur Entwässerung einlegen und wenig Salz verwenden

• Generell versuchen, den Tagesablauf so weit wie möglich ruhiger und erholsamer, mit regelmäßigen Pausen, zu gestalten

• Herausfinden, ob, und wenn ja, welche Probleme und Sorgen Ihnen auf der Seele lasten, oder wo Sie sich überfordert und unverstanden fühlen

Muskelkater

Mit einem Muskelkater bezeichnet man Muskelschmerzen nach Überanstrengung, ungewohnten Bewegungen oder bei mangelnder körperlicher Fitness.

Neben den ziehenden Schmerzen bei Bewegung der betroffenen Muskeln fühlen sich die Gliedmaßen, meist die Beine und Arme, schwer und müde an. Der Grund hierfür sind feinste Muskelfibrillenrisse sowie eine Übersäuerung des Muskelgewebes mit Milchsäure. Diese wird beim Zusammenziehen (Kontrahieren) des Muskels immer dann gebildet, wenn das Muskelgewebe mit zu wenig Sauerstoff versorgt ist. Dazu kommt es bei schlechter Kondition und nicht trainierten Muskeln.

Bei starken Schmerzen sollten Sie zur Sicherheit einen Arzt konsultieren, um ausschließen zu lassen, dass Ihren Beschwerden ein Muskelfaserriss zugrunde liegt.

Kombucha bei Muskelkater

Menschen, die regelmäßig Kombucha trinken, stellen in der Regel erstaunt fest, dass sie keinen Muskelkater mehr bekommen. Die Übersäuerung des Muskels setzt sehr viel später oder überhaupt nicht ein. Da es sich bei Muskelkater um eine Störung des Stoffwechsels im Muskel handelt, geht man davon aus, dass Kombucha hier insofern helfend eingreift, als seine Inhaltsstoffe die Stoffwechselschlacken in Gestalt der Milchsäure auflösen und der Ausscheidung zuführen.

Ihre Behandlung

Neben dem regelmäßigen Trinken von Kombucha sei allen sportlich Aktiven ein seit kurzem im Handel erhältlicher Spezialdrink empfohlen. Er besteht aus herkömmlichem Kombucha, der mit wertvollen Mineralstoffen, vor allem Kalium und Magnesium, sowie Vitaminen und Spurenelementen angereichert wurde.

Zusätzliche Maßnahmen

Bei einem Muskelkater sollten Sie:
- Ein heißes Bad nehmen oder in die Sauna gehen
- Viel Magnesium und Kalium sowie Mineralstoffgetränke, die reich an diesen Mineralien sind, zu sich nehmen
- Ihren Körper durch regelmäßige Bewegung fit und Ihre Muskeln damit trainiert halten, damit Muskelkater bald der Vergangenheit angehören

Nierenleiden

Die bekanntesten Erkrankungen im Bereich der Nieren sind Nierensteine und Nieren- sowie Nierenbeckenentzündungen. Hauptsymptom von Nierensteinen sind die häufigen Koliken, die mit unerträglich starken, wellenartigen Schmerzen in Erscheinung treten. Zum Teil strahlen die Schmerzen von der Nierengegend bis in den gesamten Rücken aus. Je nach Lage des Nierensteins leiden die Betroffenen unter ständigen, ziehenden Rückenschmerzen und häufigem Harndrang. Bei tiefer Lage des Steins strahlen die Kolikschmerzen dann auch in den Unterbauch und die Genitalien aus. Begleitet werden Nierenkoliken eventuell von Erbrechen, Blähbauch, Schüttelfrost und Fieber. Ursache der Steinbildung ist meist eine Stoffwechselstörung durch unausgewogene und ballaststoffarme Ernährung mit zu viel Fett und Eiweiß. Auch Stress, Bewegungsmangel und erbliche Veranlagung spielen hierbei eine bedeutende Rolle.

Nierenleiden sind eine äußerst ernsthafte Angelegenheit, die auf jeden Fall in die Hand eines Arztes gehört. Auch hier kann der Einzelne vorbeugend oder begleitend zu einer ärztlichen Therapie die Mittel und Wege der Naturheilkunde für sich nutzen.

Einer Nierenbecken-
entzündung ist in der Regel
mit Wärme, Bettruhe und
viel Flüssigkeit beizu-
kommen. Sollten hohes
Fieber sowie Blut im Urin
dazukommen, muss man
den Arzt konsultieren
und sich höchstwahrschein-
lich einer Antibiotikakur
unterziehen. Diese ist bei
ernsthaften Nierenbecken-
entzündungen unerlässlich,
da sonst bleibende Schäden
in diesem lebenswichtigen
Organ auftreten können.

Nierenentzündungen zeigen sich durch Abgeschlagenheit, Rücken-schmerzen, oft sehr hohem Fieber, Pulsrasen, Erbrechen und manchmal auch durch Koliken. Weitere Symptome sind Verstopfung bis hin zur Darmlähmung, Schmerzen beim Wasserlassen und pochende, oftmals starke Schmerzen im Bereich der Nieren. Ursachen sind fast immer bak-terielle Infektionen, bei denen die Krankheitserreger über die Harnleiter in die Nieren aufsteigen. In seltenen Fällen können auch in den Harnwe-gen eingeklemmte Harnsteine die Übeltäter sein.

Kombucha bei Nierenleiden

Der Teepilz kann Beschwerden im Bereich der Nieren wirksam vorbeu-gen und bereits bestehende lindern, denn sein regelmäßiger Genuss senkt den Harnsäurespiegel, entschlackt und entgiftet. Hauptsächlich verant-wortlich für diese nierenschonende Wirkung zeichnet die im Kombucha

Ihre Behandlung

Neben der Trinkkur mit Kombucha haben sich zur Vorbeugung und Behandlung von Nierenleiden folgende Mischungen bewährt:

- Mischung 1
Je 2 Teile Jasmin und Löwenzahnwurzeln sowie je 1 Teil Oder-menningkraut und Wegwartenwurzeln

- Mischung 2
2 Teile Löwenzahnwurzeln sowie je 1 Teil Holunderblüten, Jasmin und Maisbarthaare

- Mischung 3
Je 2 Teile Jasmin und Löwenzahnwurzeln sowie je 1 Teil Berberitzenfrüchte, Erdrauchkraut und Rhabarberblätter

Alternative Heilpflanzen: Birkenblätter, Goldrutenkraut, Hagebuttenfrüchte, Hirtentäschelkraut, Liebstöckelwurzeln (Maggikraut), Orthosiphonblätter (Indischer Nierentee), Petersilienfrüchte und Pfefferminzblätter.

enthaltene Glukuronsäure, denn sie verbindet sich mit den schädlichen Stoffwechselschlacken und führt sie den Ausscheidungsorganen zu, um so den Körper gründlich zu entgiften.

Zusätzliche Maßnahmen

Um Nierenleiden vorzubeugen und bestehende Beschwerden zu lindern sollten Sie:
- Trinken und nochmals trinken – am besten Wasser und Tees; nebenstehend finden Sie besonders empfehlenswerte Heilpflanzen dazu
- Bei Nierensteinen vom Arzt abklären lassen, um welche Art es sich dabei handelt, ob um Oxalat-, Zystin- oder Harnsäuresteine – um nur einige zu nennen – und Ihre Ernährungsweise darauf abstimmen, denn je nach Art des Steines sind bestimmte Nahrungsmittel tabu
- Den Konsum von Genussmitteln generell einschränken, vor allem von Alkohol
- Auf eine fettarme und nicht zu eiweißreiche Ernährung (Fleisch, Eier etc.) achten und stattdessen lieber Gemüsegerichte und Salate auf den Speiseplan stellen

Rheumatische Beschwerden

Unter »Rheumatismus« versteht die Medizin entzündliche, degenerative sowie schmerzhafte Allgemeinerkrankungen, die vor allem die Gelenke, aber auch die Weichteile betreffen und an denen auch innere Organe wie Herz und Gehirn beteiligt sein können. Dazu gehören rheumatisches Fieber, Polyarthritis, Morbus Bechterew sowie Arthrosen.

Typische Beschwerden bei rheumathischen Erkrankungen sind morgendliche Steifheit der Gelenke, Schmerzen bei Bewegung oder Druck sowie Gelenkschwellungen, die länger als sechs Wochen bestehen. Weiterhin charakteristisch sind schmerzende Knoten an den Gelenken und Knochenvorsprüngen, knorpelige Verformungen der Hände sowie in schweren Fällen die weithin als »Buckel« bekannte Verformung des

Mit den Vitaminen C und E und dem Spurenelement Selen schützt man sich vor rheumatischen Beschwerden, da sie helfen, die Glykosaminoglykane (verantwortlich für die gallertartige Gleitmasse in den Gelenken) zu schützen.

Ihre Behandlung

Außer regelmäßigen Trinkkuren mit Kombucha können Sie aus den folgenden Mischungen auswählen:

● Mischung 1
Je 2 Teile Löwenzahnblätter und Schachtelhalmtriebe sowie je 1 Teil Birken- und Brennnesselblätter, Hagebuttenfrüchte, Himbeerblätter und Jasmin

● Mischung 2
2 Teile Löwenzahnblätter sowie je 1 Teil Maisbarthaare, Quecken- und Sarsaparillenwurzeln und Sellerieblätter

● Mischung 3
Je 1 Teil Brennnesselblätter, Johanniskraut, Mate, Sarsaparillenwurzeln und Stiefmütterchenkraut

Alternative Heilpflanzen: Bärentraubenblätter, Frauenmantelkraut, Klettenwurzel, Labkraut, Mariendistelkraut, Petersilienfrüchte, Schafgarbenkraut und Weidenrinde.

Alle Formen von rheumatischen Beschwerden gehören in die Hand des Arztes. Die hier empfohlene Behandlung dient der Unterstützung seiner Therapie. Weitere hilfreiche Empfehlungen finden Sie bei den Beschreibungen von Arthritis und Arthrose (siehe Seite 81).

Rückens. Erkrankungen des rheumatischen Formenkreises sind in den meisten Fällen auf eine Überbeanspruchung der Gelenke, eine falsche Ernährung mit zu viel Eiweiß und Fett und infolge eine schlechte Stoffwechselsituation sowie auf eine vorzeitige Gelenkalterung zurückzuführen. Oft spielen auch genetische Faktoren eine wichtige Rolle bei der Entstehung.

Kombucha bei rheumatischen Beschwerden

Durch den entschlackenden und entgiftenden Effekt des Kombucha, den er vor allem seinem Inhaltsstoff Glukuronsäure zu verdanken hat, kann man mit diesem Getränk rheumatischen Beschwerden sehr wirkungsvoll vorbeugen und bereits bestehende lindern. Denn da diesen oft sehr schmerzhaften Erscheinungen Stoffwechselstörungen, meist infolge ungesunder und falscher Ernährung, zugrunde liegen, ist Kombucha das ideale Therapeutikum.

Zusätzliche Maßnahmen

Bei rheumatischen Beschwerden, auch zu deren Vorbeugung, sollten Sie:
● Grundsätzlich auf eine gelenkschonende Bewegung achten: Statt dem morgendlichen Joggen sind besser Schwimmen und Aerobic zu empfehlen
● Eventuell bestehendes Übergewicht reduzieren, dabei kann Kombucha Sie wirksam unterstützen
● Genussmitteln wie Kaffee und Alkohol gegenüber zurückhaltend sein und auch dem Rauchen entsagen
● Sich auf vollwertige Kost mit viel frischem Gemüse, Salat und Obst umstellen

Schlafstörungen

Für so manch einen ein nächtliches Szenario: Man liegt im Bett, ist müde und kann beim besten Willen nicht schlafen. Morgens fühlt man sich dann wie gerädert, ist schlapp und könnte eigentlich noch »eine Mütze Schlaf« vertragen; doch jetzt ist es zu spät …

Hinter Schlafstörungen, gleich welcher Ausprägung, stehen in der Regel große Nervosität durch zu viel Stress, seelische Probleme und Kummer. Viele Menschen können auch einfach nicht mehr »loslassen«, und die Geschehnisse des vergangenen Tages auf sich beruhen und damit hinter sich lassen. Ein anderer Grund für Schlafschwierigkeiten ist zu schweres und zu eiweißreiches Essen, schlimmstenfalls auch noch spät am Abend eingenommen. Der exzellente Sahnegorgonzola und das vormitternächtliche Schinkenbrot zum Spätkrimi liegen die ganze Nacht schwer im Magen, denn ab spätestens 22 Uhr hat der Magen Sperrstunde. Alles, was Sie dann noch essen, kann nicht oder nur unvollständig verdaut werden, bleibt über Nacht in Magen und Darm »liegen« und führt dazu, dass Sie sich morgens schlapp und schwer fühlen. Übrigens ist Alkohol, entgegen der landläufigen Meinung, kein guter Schlummertrunk: Wer des Abends zu tief ins Glas geblickt hat, wälzt sich oft noch lange erfolglos im Bett umher. Vom Kater am nächsten Morgen ganz zu schweigen …

Wichtig für einen gesunden Schlaf ist eine ausreichende Zufuhr an Tryptophan, einer Aminosäure, im Gehirn. Dieser Nahrungsbaustein steckt vor allem in Gemüse und Hülsenfrüchten. Süßes Obst wie Weintrauben, Kirschen und Pflaumen, helfen Tryptophan durch die Blut-Hirn-Schranke.

Ihre Behandlung

Folgende Mischungen bewähren sich bei Schlafstörungen:

- Mischung 1
Je 1 Teil Ehrenpreiskraut, Jasmin, Johanniskraut und Melissenblätter

- Mischung 2
2 Teile Primelwurzeln sowie je 1 Teil Baldrianwurzeln, Orangenblüten und Passionsblumenkraut
Diese Mischungen können Sie mit folgenden Heilpflanzen variieren: Hagebuttenfrüchte, Hopfenzapfen, Lavendelblüten, Löwenzahnwurzeln, Kamillenblüten und Pfefferminzblätter.

Bei besonders bei großer Nervosität:

- Mischung 1
2 Teile Melissenblätter sowie je 1 Teil Baldrianwurzeln, Jasmin, Johanniskraut und Löwenzahnwurzeln

- Mischung 2
Je 1 Teil Hopfenzapfen, Jasmin, Lavendelblüten, Melissenblätter und Orangenblüten

Kombucha wirkt allgemein ausgleichend auf den Körper. Dies verhilft zu neuer Energie, aber auch zu Beruhigung, wenn man keinen Schlaf finden sollte.

Kombucha bei Schlafstörungen

Kombucha entfaltet bei Übererregbarkeit und damit auch bei Schlafproblemen eine besänftigende und harmonisierende Wirkung. Dies mag zum einen an seinen allgemein wohl tuenden Wirkungen auf den Organismus liegen und zum anderen daran, dass er Gifte und Stoffwechselschlacken aus dem Körper leitet, die oft mit zu Ruhelosigkeit führen.

Zusätzliche Maßnahmen

Wenn Sie häufig des Nächtens nicht zur Ruhe finden, sollten Sie:
- Abends nur leichte Kost ohne zu viel tierisches Eiweiß und vor allem nicht zu spät zu sich nehmen

- Alternativ ein Vollbad mit Zusätzen wie Lavendelblüten, Hopfenzapfen oder Heublumen nehmen
- Auf bewährte Hausmittel, wie die gute alte Milch mit Honig oder heublumengefüllte Schlafkissen, zurückgreifen, denn sie verhelfen zu süßen Träumen
- Versuchen, nächtens nicht zu grübeln, sondern wichtige Entscheidungen auf den nächsten Tag verschieben, denn die Nacht ist ein schlechter Ratgeber

Stoffwechselstörungen – Fettsucht

Das Thema »Übergewicht« wird zwar ausreichend diskutiert – mit Büchern und Artikeln über alte Diäten und neue Tricks zum Abnehmen sowie über die gesundheitlichen Schäden der Völlerei ließen sich ganze Bibliotheken füllen –, doch trotzdem ist vielen nicht bekannt, dass das Essverhalten ein Spiegel des seelischen Befindens ist. In fast allen Fällen liegen einem zu hohen Gewicht psychische Probleme zugrunde; nur ein bis zwei Prozent der Übergewichtigen leiden unter hormonellen Störungen (Fettsucht). Heißhungeranfälle sind meist der Ausdruck der Sehnsucht nach Zärtlichkeit, Geborgenheit und Liebe. Sie sind die Notleiter,

Ändern Sie Ihren Lebensrhythmus: Lassen Sie sich einen abendlichen Spaziergang zur Gewohnheit werden, und beginnen Sie mit einem Entspannungstraining wie z. B. Yoga, autogenem Training oder Meditation.

Ihre Behandlung

Hier zwei Rezepte für Teemischungen, die Ihnen ebenfalls dabei helfen, dem ersehnten Idealgewicht näherzukommen:

- Mischung 1
2 Teile Frauenmantelkraut sowie je 1 Teil Angelikawurzel, grüner Tee, Löwenzahnwurzeln, Maisbarthaare, Ringelblumenblüten, Rainfarnkraut und Sennablätter

- Mischung 2
2 Teile Holunderblüten sowie je 1 Teil Faulbaumrinde, grüner Tee, Löwenzahnblätter, Nelkenwurzwurzeln und Ringelblumenblüten

Mit Kombucha werden zwar gute Effekte beim Abnehmen erzielt, aber damit haben Sie die Ursachen des Übergewichts noch lange nicht beseitigt. Der erste Schritt auf dem Weg zum Idealgewicht sollte deshalb sein, sich über die wahren Gründe klar zu werden, die einen dazu veranlassen, so viel und unkontrolliert zu essen.

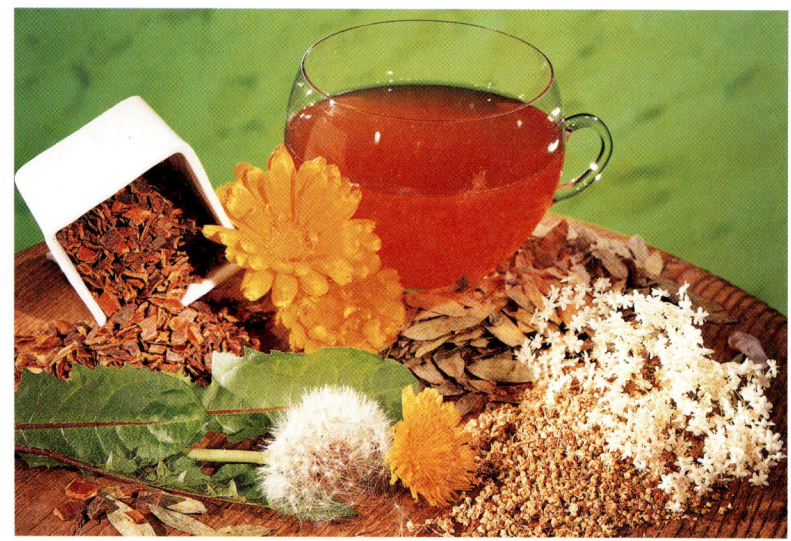

Beim Abnehmen sind oftmals offene Gespräche mit Freunden und »Leidensgenossen« hilfreich. Auch Entspannungsmethoden sind ein hervorragender Begleiter, denn sie verhelfen zu einem anderen Erleben des eigenen Körpers und führen zu einem ausgewogenen Gleichgewicht von Körper, Seele und Geist zurück.

die über die Frustrationen des Alltags hinweg helfen soll. Und weil es daran ja nicht mangelt, zeigen sich die kleinen Trosthäppchen zwischendurch gnadenlos beim Blick auf die Waage.

Kombucha bei Übergewicht

Wie der Gärtrunk Ihnen den Weg zur Bikinifigur erleichtert, wird auf den Seiten 34 bis 39 ausführlich beschrieben. Dort finden Sie auch hilfreiche Empfehlungen über das Kuren mit Kombucha hinaus.

Verstopfung

Unter akuter Verstopfung versteht man die vorübergehende Unfähigkeit, den Darm regelmäßig zu entleeren. Typische Begleiterscheinungen sind Völlegefühl, Blähungen und leichte Übelkeit sowie Appetitlosigkeit, Bauchschmerzen und Abgeschlagenheit. Bei chronischer Verstopfung kann der Darm längere Zeit nicht mehr alle ein bis drei Tage entleert werden.

Die häufigsten Gründe dafür, dass der Gang zur Toilette erfolglos bleibt, sind ein gestörter Stoffwechsel durch schlacken- und ballaststoffarme Kost, Bewegungsmangel und der Missbrauch von Abführmitteln. Auch seelische Probleme spielen eine große Rolle, denn Stress und Sorgen lasten nicht nur auf unserem Gemüt, sondern auch auf dem Darm. Wer im emotionalen Bereich nicht richtig loslassen kann, kommt auch einige »Stockwerke« weiter unten damit nicht gut zurecht.

Kombucha bei Verstopfung

Ein träger Darm zählt ohne Frage zu den wichtigsten Einsatzgebieten des Kombucha, denn wie ja bereits an vielen Stellen in diesem Buch erwähnt, regeneriert der Gärtrunk die gesamte Bakterienflora im Darm. Mit seiner Eigenschaft als natürliches Antibiotikum wirkt er zudem schädlichen Mikroorganismen, die sich im Darm ansiedeln und damit seine Gesundheit gefährden könnten, effektiv entgegen. Die Erhaltung einer gut funktionierenden und regelmäßigen Verdauung gehört zu den vordringlichsten Zielen einer selbstverantwortlichen Gesundheitsvorsorge, um so unangenehmen Erscheinungen wie dauerhafter Verstopfung vorzubeugen und unseren gesamten Körper gesund und wohlauf zu halten.

Zusätzliche Maßnahmen

Wenn Sie wiederholt an Verstopfung leiden, sollten Sie:
● Auf keinen Fall Abführmittel, auch nicht pflanzliche, einnehmen, schon gar nicht über einen längeren Zeitraum, denn sie entziehen dem Körper wichtige Mineralstoffe und machen im gewissen Sinn »abhängig«
● Genügend trinken – eine häufiger Grund für Darmträgheit ist zu wenig Flüssigkeit im Körper
● Ihren Darm zur Pünktlichkeit erziehen – gehen Sie morgens immer zur gleichen Zeit auf die Toilette, auch wenn Sie keinen Stuhldrang verspüren
● Sich morgens genügend Zeit nehmen, denn Hektik und Zeitdruck lassen den Darm noch mehr »streiken«

Schmerzen am Darmausgang, kolikartige Bauchschmerzen sowie heftiges Erbrechen und Kreislaufbeschwerden können Anzeichen eines akuten Darmverschlusses sein. Sollten sich diese Symptome einstellen, müssen Sie umgehend einen Notarzt zu Hilfe rufen.

Viele, oft schwerwiegende Erkrankungen haben ihre Ursache in einer gestörten Darmflora und einer unzureichenden Verdauung.

> ## Ihre Behandlung
>
> Eine der besten und auch wirkungsvollsten Maßnahmen gegen Verstopfung, stellen regelmäßige Trinkkuren mit Kombucha dar. Trinken Sie dabei das erste Glas gleich morgens nach dem Aufstehen auf nüchternen Magen. Unterstützend wirken dabei auch diese Teemischungen:
>
> - Mischung 1
>   Je 2 Teile grüner Tee und Löwenzahnwurzeln sowie je 1 Teil Eibischwurzeln und Sennablätter
>
> - Mischung 2
>   2 Teile grüner Tee sowie je 1 Teil Berberitzenfrüchte und Rotkleeblätter
>
> Diese Rezepte können Sie mit folgenden Heilpflanzen variieren: Faulbaumrinde, Kalmuswurzel, Tausendgülden- und Wermutkraut.

Für Menschen, die an Verstopfungen leiden, ist eine ballaststoffreiche Ernährung mit zusätzlich viel Flüssigkeit das A und O. Fettes, Fleisch und Wurst, Süßigkeiten sowie Weißmehlprodukte sollten so wenig wie möglich auf dem Einkaufszettel stehen.

- Morgens auf nüchternen Magen ein Glas Molke oder warmes Wasser, versetzt mit einem Teelöffel Apfelessig, trinken
- Für ausreichend Bewegung sorgen, denn bei Stubenhockern und Schreibtischtätern kommt der Darm nicht auf Trab

Wechseljahreprobleme

Klassische Begleiterscheinungen während der hormonellen Umstellung in den Wechseljahren sind neben dem Ausbleiben der Periode Hitzewallungen, Schwindelgefühle und die Neigung zu Bluthochdruck. Weitere Symptome sind Gewichtszunahme, aber auch Abmagerung, Verdauungsstörungen, Blähungen und nervöses Schwitzen. Im psychischen Bereich kann es zu großer Niedergeschlagenheit bis hin zu Depressionen, Reizbarkeit, Angstgefühlen und aggressiven Stimmungen kommen.
Während das allmähliche Erlöschen der Fruchtbarkeit beim Mann erst wesentlich später auftritt und kaum Beschwerden verursacht, können die

Wechseljahre der Frau zum Teil große seelische und organische Störungen mit sich bringen. Denn der Eintritt in eine neue Lebensphase wird von einigen als traurig und als Verlust an Weiblichkeit empfunden.

Kombucha bei Wechseljahres beschwerden

Die allgemein wohl tuenden und harmonisierenden Wirkungen, die Kombucha in vielen unterschiedlichen Bereichen im Körper entfaltet, beeinflussen auch die Beschwerden, die sich im Zuge der hormonellen Umstellung im Klimakterium einstellen können, sehr positiv.

Zusätzliche Maßnahmen

Zur Linderung von Beschwerden in den Wechseljahren sollten Sie:
- Generell sehr sparsam mit Salz umgehen, denn das fördert die Einlagerung von Wasser im Gewebe zusätzlich
- Kaffee, Alkohol und Nikotin nur in Maßen genießen
- Sich gegebenenfalls Moor-, Sale- oder Kohlensäurebäder verschreiben lassen
- Lebertran (oder Lebertranprodukte) sowie Knoblauchpräparate (alles aus der Apotheke oder dem Reformhaus) einnehmen, denn sie wirken der Osteoporose und der Gefäßverkalkung entgegen.

Eine medizinische Betreuung ist nur dann nötig, wenn die körperlichen Beschwerden als zu unangenehm empfunden werden.

Sollten Wechseljahrebeschwerden auftreten, nehmen Sie regelmäßig Kalzium- und Magnesiumpräparate zu sich, denn sie stärken die Knochen und unterstützen das Nervensystem.

Ihre Behandlung

Diese Mischungen haben sich bewährt:

- Mischung 1
Je 2 Teile Löwenzahnwurzeln und Schafgarbenkraut sowie je 1 Teil Johanniskraut, Melissenblätter, Orangenblüten, Salbeiblätter und Weißdornblüten

- Mischung 2
Je 2 Teile Schafgarbenkraut und Weißdornblüten sowie je 1 Teil Baldrianwurzeln, Hopfenzapfen, Jasmin, Kamillenblüten, Melissenblätter, Mistel-, Pfefferminz- und Sennablätter

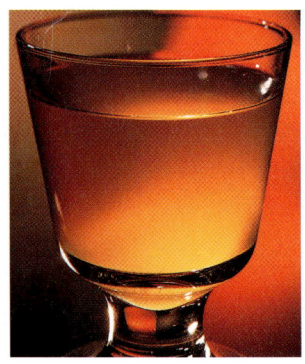

Das Kombuchagetränk strahlt nicht nur Harmonie und Ruhe aus, sondern kann tatsächlich in keiner Weise gefährlich werden.

Grenzen und mögliche Nebenwirkungen

Abschließend noch zur Frage, ob Kombucha bei all dem Guten, was er in sich für unsere Gesundheit birgt, nicht doch auch negative Begleiterscheinungen hat. Dies kann zunächst mit Nein beantwortet werden, denn beim Teepilz sind bislang keine schädlichen Nebenwirkungen festgestellt worden. Voraussetzung ist natürlich, dass Sie ihn nicht in zu hohen Dosen und zu häufig trinken, denn wie schon die großen Ärzten und Heilkundigen des Mittelalters wussten: »Erst die Dosis macht das Gift.« Wie viel des Guten Sie trinken sollten, erfahren Sie auf Seite 32 f.

Was allgemein zu beachten ist

Einige wenige Einschränkungen gibt es allerdings, die allgemein zu beachten sind.

Obwohl Kombucha keine Nebenwirkungen aufweist, ist darauf zu achten, nicht zu hohe Dosierungen einzunehmen. Dies sollte man bei allen Naturheilmitteln beherzigen.

● Geben Sie Ihrem Kind abends keinen Kombucha, der mit schwarzem oder grünem Tee angesetzt wurde. Denn dann besteht die Gefahr, dass es durch die anregende Wirkung dieses Grundtees nicht einschlafen kann. Auch Erwachsene, die auf Kaffee und schwarzen Tee empfindlich reagieren und Probleme mit dem Einschlafen haben, sollten darauf achten und ihren Kombucha lieber tagsüber zu sich nehmen.

● Manche Kombuchaexperten raten von der Einnahme des Gärtrunks während der Schwangerschaft und Stillzeit ab. Der Grund hierfür könnte der Koffeingehalt in schwarzem Tee sein. Bei anderen Tees bestehen jedoch keine Bedenken.

● Auf den Gebrauch von Kombucha bei Diabetes wurde auf Seite 59 bis 62 ausführlich eingegangen.

● Lassen Sie Ihre Beschwerden von Ihrem Arzt sorgfältig überprüfen, und besprechen Sie mit ihm eine begleitende Kombuchakur.

Über die Autorinnen

Andrea-Anna Cavelius, Philosophin und Historikerin, ist freie Journalistin; sie veröffentlicht Beiträge zu den Themen Gesellschaft, Familie und modernes Leben. Als Buchautorin hat sie ihre Schwerpunkte besonders auf die Bereiche volkstümliche und alternative Heilmethoden gelegt.

Birgit Frohn ist, diplomierte Humanbiologin, ist freie Buchautorin und Wissenschaftsjournalistin mit den Schwerpunkten Naturheilkunde und Ethnomedizin. Sie veröffentlicht u. a. in der Fach- und Publikumspresse als Spezialistin für alternative Medizinformen.

Literatur

Asbach-Hoppe, Brunhilde: Gesundheits-Elixier Kombucha. Hilfe zur Selbsthilfe. Gunter Albert Ulmer Verlag. Tuningen 1996
Frank, Günther W.: Kombucha. Das Teepilz-Getränk. Ennstaler Verlag. Steyr, Österreich 1995
Golz, Dr. Helmut: Kombucha. Ein alter Teeheilmittel bringt neue Gesundheit. 6. Auflage. Ariston Verlag. Kreuzlingen 1996
Tietze, Harald: Kombucha. Gesund & fit mit dem Wunderpilz. MVG-Verlag. Landsberg am Lech 1996
Zittlau, Dr. Jörg: Grüner Tee für Gesundheit und Vitalität. Südwest Verlag. München 1997

Bezugsquelle

Inke Barysch
Schustergasse 2 • 97892 Kreuzwertheim
Tel. 0 93 42/5 90 78

Hinweis

Bildnachweis

Alle Bilder stammen von Michael Nagy, München, außer: Bilderberg, Hamburg: 10 (Milan Horacek); Image Bank, München: 6 (George Obremski)

Impressum

© 1997 Südwest Verlag GmbH & Co. KG, München
2. Auflage 1998
Alle Rechte vorbehalten.
Nachdruck – auch auszugsweise – nur mit Genehmigung des Verlages.

Redaktion:
Helga Staudinger
Projektleitung:
Stephanie Wenzel
Redaktionsleitung:
Dr. med. Christiane Lentz
Bildredaktion: Ute Schoenenburg
Produktion: Manfred Metzger
Umschlag: Till Eiden
DTP/Satz:
satz & repro Heinrich Grieb
Druck: Weber Offset, München
Bindung:
R. Oldenbourg, München

Printed in Germany

Gedruckt auf chlor- und säurearmem Papier

ISBN 3-517-07574-4

Register